AF317696

DU TRAITEMENT

DES ULCÈRES GRAVES

ET

DES PLAIES SUPPURANTES DE MAUVAISE NATURE

PAR L'APPLICATION PERMANENTE A LEUR SURFACE

DE L'ÉPONGE IMBIBÉE D'EAU CHLORURÉE

PAR

LE DOCTEUR E. HERVIEUX,

Médecin du Bureau central.

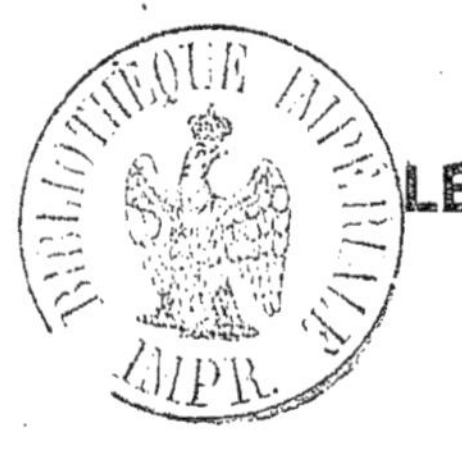

Extrait de l'**Union médicale** (nouvelle série), années 1860 et 1861.

PARIS

TYPOGRAPHIE FÉLIX MALTESTE ET Cie,

Rue des Deux-Portes-Saint-Sauveur, 22.

1861

DU TRAITÉMENT

DES ULCÈRES GRAVES

ET

DES PLAIES SUPPURANTES DE MAUVAISE NATURE

PAR L'APPLICATION PERMANENTE A LEUR SURFACE

DE L'ÉPONGE IMBIBÉE D'EAU CHLORURÉE.

L'importance du mode de pansement qu'il convient d'appliquer aux plaies suppurantes, et notamment aux plaies sanieuses, fétides et de mauvaise nature, a été mise en lumière par les nombreuses recherches auxquelles a donné lieu, l'année dernière, la publication des procédés de désinfection de MM. Corne et Demeaux. Toutefois, il faut bien le reconnaître, la suppression de la fétidité n'est qu'un côté, et même un côté très étroit de cette vaste question thérapeutique. Masquer l'odeur infecte de certaines plaies à l'aide de poudres diverses, épargner ainsi aux malades et à ceux qui les entourent l'impression pénible résultant de cette fétidité, c'est rendre incontestablement à la pratique un signalé service, si tant est qu'on y ait jamais réussi parfaitement; mais, en vérité, n'est-ce pas là un détail bien mince, si on le compare au but réel et sérieux que nous devons poursuivre avant tout, la guérison des malades?

Le mode de pansement dont je vais entretenir la Société possède, lui aussi, le précieux avantage de supprimer toute fétidité dans le traitement des plaies suppurantes de mauvaise nature, il le possède même à un degré tel, qu'il défie sur ce point tous les désinfectants imaginés jusqu'à ce jour, mais à cet avantage, dont je n'aurais pas même parlé, si la question n'avait été vivement agitée dans ces derniers temps, il joint un certain nombre de propriétés que je ferai bientôt connaître, mais que je vais, pour le moment, résumer en deux mots : *il supprime la suppuration.*

Pour en finir tout de suite avec cette question de la désinfection, je ferai remarquer qu'un agent qui supprime la suppuration doit supprimer nécessairement la fétidité qu'elle engendre. Comment agissent les poudres désinfectantes ? En formant à la surface des plaies une couche plus ou moins épaisse, de telle sorte que les produits purulents qui séjournent au-dessous d'elles, n'étant plus exposés à l'air libre, ne vicient plus celui-ci de leur odeur. Mais il est facile de concevoir que ce n'est là, pour ainsi dire, qu'une *dissimulation momentanée* et non pas une suppression radicale de la fétidité. Et la preuve, c'est qu'il arrive toujours un moment où celle-ci se manifeste plus ou moins fortement, soit que le pus se soit frayé une issue à travers la poudre désinfectante, soit qu'il imprègne si bien cette dernière que l'exhalation de l'odeur infecte se fasse aisément au dehors. Avec le mode de pansement dont je me suis servi on n'a à redouter aucun de ces inconvénients, par la raison bien simple qu'il n'y a plus de suppuration, et comme, en dernière analyse, c'est l'altération du pus qui amène la fétidité, il est clair que, si l'on a fait disparaître le pus de la surface de la plaie, on a supprimé, par cela même, sa fétidité.

Mais laissons de côté la question incidente de la désinfection pour nous occuper de la question qui fait l'objet de ce travail, question capitale et bien autrement grave : la suppression de la sécrétion purulente.

Et d'abord, un mot du moyen à l'aide duquel nous obtenons ce résultat.

Tenir constamment appliquée sur la plaie une éponge imbibée d'eau chlorurée, à l'aide d'une toile cirée et de quelques tours de bande, renouveler cette application quatre à cinq fois par jour, voilà en quoi consiste notre mode de pansement.

Le liquide dont l'éponge doit être toujours fortement imbibée, consiste en un mélange d'eau et de chlorure de chaux dans la proportion de 1 partie de chlorure sur 10 à 15 parties d'eau, suivant les cas. Il importe que l'éponge soit réimbibée plusieurs fois par jour, en raison de l'évaporation assez prompte qui s'opère même sous la toile cirée.

Au moyen de cet appareil si simple et si à la portée de tous, j'ai constamment obtenu dans le traitement des plaies suppurantes les plus sordides, des ulcères les plus rebelles, de la gangrène phagédénique, de la pourriture d'hôpital, des eschares qui succèdent aux fièvres graves ou à l'état cachectique, les résultats suivants :

1º Une plaie toujours sèche, c'est-à-dire, toujours exempte de suppuration, si bien qu'il est impossible à aucun moment donné de constater à l'œil nu sur un point quelconque de la surface malade l'existence d'une seule gouttelette de pus ;

2º Une plaie constamment vermeille et dont l'inaltérable fraîcheur persiste jusqu'à la fin du travail de cicatrisation ;

3º Une plaie toujours unie, toujours régulière, toujours exempte de fongosités exubérantes à tel point qu'on croirait voir la coupe de chairs fraîchement divisées par un instrument tranchant ;

4º Une absence totale de fétidité non seulement pendant toute la durée de l'application de l'appareil, mais à l'instant même où on enlève le pansement ;

5º Un travail de cicatrisation marchant d'un pas toujours égal et uniforme, avec une admirable régularité et sans donner naissance à ces nodosités qui constituent après la guérison des difformités réelles.

Les faits sur lesquels je m'appuie pour annoncer ces résultats ont eu pour témoins M. Michon à la Pitié, M. Follin, M. Empis et M. Monneret à l'hôpital Necker, M. Chassaignac à Lariboisière, MM. Bouvier, Réveil et Guersant à l'hôpital des Enfants-Malades. M. Velpeau lui-même, à qui j'avais communiqué verbalement mes observations, a fait à la Charité quelques expériences qui les confirment. Je citerai plus loin son témoignage *in extenso*.

Exposons d'abord quelques-uns des faits que j'ai été à même de recueillir :

OBSERVATION I. — *Ulcère gangréneux phagédénique de la région sacro-coccygienne chez une fille syphilitique. Extension rapide et considérable de l'ulcère dans l'espace de quarante-huit heures, malgré l'emploi des moyens les plus énergiques. Cessation subite des accidents par l'usage de l'éponge imbibée d'eau chlorurée. Guérison.*

Une fille de 22 ans, blanchisseuse, nommée Madeleine Moreaux, entre le 3 septembre 1858 à l'hôpital de la Pitié. Elle présente à son arrivée tous les symptômes d'une fièvre continue qui, au moment où je pris possession du service (7 septembre 1858), avait déjà revêtu d'une manière incontestable le caractère typhoïde.

Mon attention fut attirée dès les premiers jours par l'existence au niveau de l'articulation sacro-coccygienne de petites ulcérations dont il nous fut très facile de reconnaître l'origine syphilitique. D'une part, en effet, les antécédents ne laissaient aucun doute à cet égard ; d'une autre part, il existait à la voûte palatine une exostose médiane qui acheva de nous éclairer.

Le 15 septembre, c'est-à-dire vers la fin du second septénaire de la maladie, il arriva que l'une des ulcérations sacro-coccygiennes offrit un petit point noir, du diamètre d'une lentille, mais qui, le lendemain, avait acquis les dimensions d'une pièce de deux francs. On lave la plaie avec l'eau chlorurée ; on saupoudre avec un mélange de poudre de quinquina et de charbon, et on applique des cataplasmes en permanence sur les parties malades.

Cependant la gangrène continue ses progrès, et le 17 septembre, son étendue égale au moins celle de la paume de la main. Première cautérisation avec le fer rouge.

18 septembre. La cautérisation semble avoir activé le travail de destruction. Les dimensions de la plaie ont plus que doublé. Je procède néanmoins à une nouvelle application du fer rouge, après avoir enlevé avec des pinces la plus grande somme possible des détritus gangréneux noirâtres qui recouvraient la solution de continuité.

19 septembre. La gangrène continue de marcher avec une rapidité effrayante. L'étendue de la surface qu'elle représente n'est pas moindre que celle des deux mains réunies, et sa forme rappelle celle d'une mappemonde, ou, si l'on veut, d'un coquillage bivalve dont la charnière serait représentée par la rainure inter-fessière. Ce vaste ulcère est recouvert d'une couche épaisse de matière gangréneuse noire et humide qui exhale une odeur tellement infecte et repoussante, que nous sommes obligés, M. Feréol et moi, d'abandonner à plusieurs reprises la tâche pénible de débarrasser la plaie des détritus qui la recouvrent. Nous ne réussissons que très incomplétement à enlever les tissus sphacélés, soit avec les pinces, soit avec l'éponge, et à la fin nous nous décidons à laisser l'éponge imbibée d'eau chlorurée dans l'espèce de poche gangréneuse résultant du rapprochement spontané des fesses.

20 septembre. En retirant l'éponge que nous avions laissée en place, nous ne sommes pas médiocrement surpris de voir la plaie entièrement détergée, et la couche de matière noire qui la recouvrait tout à fait disparue. Je crus un instant que cette modification était l'œuvre de

mon interne ou d'une fille de service dévouée. Il n'en était rien ; c'était uniquement le fait de l'éponge imbibée d'eau chlorurée.

A dater de ce jour, je m'en tins à ce seul mode de pansement, et le résultat dépassa toutes mes espérances.

Une première conséquence de la détersion du foyer fut l'arrêt immédiat des progrès de l'ulcère, et, chose non moins importante, l'amendement rapide des accidents généraux auxquels avait donné lieu la présence dans l'économie d'un foyer gangréneux aussi considérable. La stupeur, la prostration des forces, la dépression du pouls firent place à un mieux-être de plus en plus sensible ; désormais l'on pouvait pressentir l'issue favorable d'un cas qui, la veille, était complétement désespéré.

En second lieu, la plaie se présenta avec des caractères tels que, malgré son étendue et les craintes bien légitimes que devait inspirer la durée de la suppuration sur une aussi vaste surface, nous pûmes concevoir l'espérance de l'achèvement, dans un avenir plus ou moins lointain, du travail de cicatrisation. Cette plaie était, en effet, aussi belle et aussi vermeille que pourrait l'être la coupe d'un membre qui viendrait d'être sectionné par le couteau du chirurgien. Pas la moindre trace de détritus gangréneux, pas une gouttelette de pus.

Eh bien, cette même apparence, que nous constatâmes le lendemain du jour où fut appliquée l'éponge imbibée d'eau chlorurée, la plaie la conserva jusqu'au moment où la cicatrisation fut complète. Tous les matins, lorsque nous enlevions l'éponge, qui était maintenue en place par le rapprochement spontané des fesses, la solution de continuité nous apparaissait complétement exempte des produits de la suppuration ; toujours même fraîcheur inaltérable, même rougeur rutilante des parties. Et cependant, aucune lotion détersive ne fut faite, aucun autre moyen ne fut employé que ce mode de pansement.

Ce n'est pas tout. — L'énorme cavité qui avait été creusée par la gangrène dans l'épaisseur des chairs, se combla progressivement, mais avec une régularité vraiment merveilleuse. Encore bien que l'éponge n'eût pas été disposée de manière à toucher uniformément tous les points de la plaie, le remblai ne s'en opéra pas moins avec une parfaite uniformité. La surface de la plaie a toujours été si lisse, si unie, si exempte de fongosités exubérantes, qu'on eût dit chaque matin qu'elle venait d'être nivelée avec un instrument tranchant.

Une autre circonstance qui n'est pas moins digne de remarque au point de vue de la physiologie pathologique, c'est le mode suivant lequel la plaie s'est cicatrisée. En présence d'une perte de substance aussi considérable que celle qui résulta du développement de la gangrène, il était permis de penser que, dans le cas inespéré où la malade guérirait de ses accidents locaux et généraux, la membrane granuleuse qui recouvre toute plaie en voie de cicatrisation, s'organiserait sous forme d'îlots dont l'extension et la fusion ultérieure amèneraient l'occlusion définitive de l'ulcère. Le mécanisme de la cicatrisation, a été, dans le cas particulier, celui qu'on observe dans les cas les plus simples, dans les plaies les moins étendues. Le rapprochement des bords s'est fait de la circonférence au centre, sans production d'aucun îlot cicatriciel intermédiaire, et quiconque eût examiné sur la malade le résultat définitif du travail de cicatrisation, n'eût pu se faire une idée de l'étendue et de la profondeur de la plaie primitive.

Je ne pense pas que personne ici soit tenté d'attribuer à tout autre chose qu'à l'action de l'éponge imbibée d'eau chlorurée, à une disposition particulière de l'organisme chez notre malade, par exemple, les circonstances curieuses qui ont signalé la guérison de sa plaie. On pourrait me dire : ce que vous avez obtenu par votre mode de pansement, on l'aurait obtenu peut-être aussi bien par tout autre système de pansement. Eh bien, je ne le crois pas, et voici mes motifs :

1º J'ai essayé plusieurs fois de substituer à l'éponge imbibée d'eau chlorurée le pansement à plat, et le lendemain nous trouvions toujours, au lieu d'une plaie vermeille et exempte de toute suppuration, une plaie terne, grisâtre, souillée de pus, et quelquefois d'un pus sanieux et fétide.

2º Je ne connais à aucun des modes de pansement connus le pouvoir d'entretenir la surface des plaies dans un état tel, que non seulement elles présentent cette fraîcheur inaltérable, cette rougeur constamment vermeille dont j'ai parlé, mais encore qu'il soit impossible, à aucun moment donné du jour, d'y découvrir l'existence de la moindre gouttelette de pus. Le pansement par occlusion, qui donne de si beaux résultats entre les mains de M. Chassaignac, la ventilation, récemment préconisée par M. Bouisson, de Montpellier, n'ont jamais réussi à priver la surface des plaies de toute suppuration.

3º Je ne sache pas d'ailleurs, en ce qui concerne les plaies gangréneuses humides, qu'aucun mode de pansement pratique et inoffensif possède la propriété de faire disparaître du jour au lendemain, sur une large surface, comme cela a eu lieu chez notre malade, une couche épaisse de tissus sphacélés.

Observation II. — *Paraplégie consécutive à un mal de Pott. Cinq eschares, l'une au sacrum, deux aux trochanters, deux aux ischions. Amélioration rapide des plaies, et tendance à la cicatrisation sous l'influence du pansement par l'éponge imbibée d'eau chlorurée.*

Hérault (Paul), âgé de 9 ans, né à Paris, est entré à l'hôpital des Enfants-Malades, salle St-Marcou, n° 8, le 18 novembre 1858.

Malade depuis deux ans; a cessé de marcher deux mois avant son admission à l'hôpital.

Début : Par une légère déformation de la colonne dorsale, puis paraplégie. L'enfant a été nourri exclusivement avec du riz pendant une année.

État actuel : Débilité générale; pâleur profonde; émaciation extrême. Blépharite ciliaire; nez large et épais; lèvres pâles.

Gibbosité très accusée à la partie inférieure de la région dorsale. Ce point ne présente aucune sensibilité à la pression. Pas d'abcès par congestion.

Les membres inférieurs sont privés de mouvement et de sensibilité. Il n'existe que quelques mouvements réflexes. Paralysie du rectum et de la vessie. Le malade est constamment baigné par l'urine et les matières fécales.

Sous l'influence de cet état général et local, il s'est formé, il y a deux mois, une large escharе au sacrum, puis deux autres moins considérables dans la région trochantérienne.

Le jour de mon arrivée dans le service, je trouve les plaies résultant de la chute de ces eschares dans un état déplorable ; aspect grisâtre, sécrétion sanieuse et fétide, décollement étendu de la peau circonvoisine. On s'était contenté jusqu'alors d'un pansement à plat. Je le fais remplacer par l'application sur chaque plaie d'une éponge imbibée d'eau chlorurée.

Dès le lendemain, les plaies ont pris un aspect vermeil. Aucune trace de l'odeur fétide, qui rendait le pansement si pénible les jours précédents. Pas une goutte de pus n'existe à la surface des plaies.

Dans les premiers jours d'août, deux nouvelles eschares se sont formées au niveau des tubérosités sciatiques qui proéminent fortement, en raison de la maigreur extrême de l'enfant, et qui sont en contact presque perpétuel avec l'urine et les matières fécales, que le malade laisse échapper sans en avoir conscience. Le même mode de pansement est appliqué sur les points escharifiés.

Au bout de quelques jours les eschares tombent et laissent à découvert, après leur chute, une surface d'un bon aspect, d'un rose vif et exempte, comme les précédentes, de suppuration et de fétidité.

Le 24 août, la plaie du côté droit, sur laquelle le malade est constammant couché et qui est plus spécialement en rapport avec les produits excrémentitiels, devient le siége d'une nouvelle formation gangréneuse qui met à nu le périoste du grand trochanter. Le malade, toujours pansé de la même manière, est placé sur le côté gauche, de manière que le côté droit soit affranchi et de la pression à laquelle il était soumis et du contact de l'urine et des excréments.

Nous obtenons de cette manière, et grâce à l'action de l'éponge imbibée d'eau chlorurée : 1° la chute de la nouvelle eschare ; 2° l'amendement à nouveau de la plaie trochantérienne qui reprend bientôt son aspect lisse, rose, et sa tendance à la cicatrisation.

Malheureusement, vers les premiers jours de septembre, une nouvelle eschare se produit, et cette fois sur la plaie trochantérienne du côté gauche. Dans l'impossibilité où nous sommes de donner au malade une bonne attitude, les cinq plaies qu'il présente formant comme une ceinture autour du bassin, nous le laissons se coucher à sa guise et nous continuons le même mode de pansement.

La nouvelle eschare tombe au bout de quelques jours, et bientôt nous constatons que la plaie qui en résulte tend à se combler et à se cicatriser. Il en est de même des autres solutions de continuité.

Le malade ayant adopté de lui-même le décubitus dorsal, nous découvrons, le 12 septembre, une autre eschare à la région sacrée. Même pansement que précédemment ; même résultat.

Faisons remarquer que, malgré la vaste étendue de la surface que représentaient ces cinq plaies, l'état général se maintenait ; l'appétit était bon, les forces semblaient renaître et les joues naguère si pâles, avaient pris une légère teinte rosée. Cela se concevra si l'on songe qu'en définitive le malade ne souffrait pas et ne perdait rien par la suppuration. Les sécrétions plastiques suffisaient seules au travail de réparation dont les plaies étaient le siége. Nous tirerons plus tard de ce fait, des conclusions intéressantes au point de vue physiologique.

Pour le moment, qu'il nous suffise de savoir que, quand je quittai le service le premier novembre, les cinq plaies dont j'ai parlé étaient en pleine voie de cicatrisation ; les excavations causées par la chute des eschares s'étaient comblées ; le recollement de la peau s'était opéré dans tous les points où celle-ci avait cessé d'adhérer aux parties sous-jacentes ; les surfaces malades notablement rétrécies étaient entourées de ce cercle particulier, auquel donne lieu la formation du tissu de cicatrice, et j'avais l'espérance de voir mes efforts couronnés bientôt d'un succès complet.

Malheureusement, le mode de pansement auquel j'avais eu recours, ne fut pas continué après mon départ, et lorsqu'au bout de quelques jours je revins voir le petit malade, les plaies s'étaient agrandies, avaient pris un mauvais aspect et je ne doute pas que l'enfant n'ait fini par succomber, épuisé par l'abondance de la suppuration.

On voit, par les détails de l'observation qui précède, que, dans le cas particulier, l'application de notre mode de pansement a été faite au milieu des conditions les plus défavorables. Cinq plaies gangréneuses occupant presque tout le périmètre de la région pelvienne, constamment souillées par l'urine et les matières fécales, existant chez un sujet profondément débilité, cachectique, atteint de mal de Pott et de paraplégie ; de plus, tendance à la reproduction des eschares dans les points qui avaient à supporter le plus largement le poids du corps, ne sont-ce pas là autant d'écueils contre lesquels devait échouer notre système de pansement ? Eh bien, l'on a vu, sous l'influence de l'éponge et de l'eau chlorurée, toutes ces plaies, dont l'aspect était déplorable, prendre une apparence vermeille, se combler, s'affranchir de la sécrétion sanieuse et fétide dont elles étaient le siége, se réparer au point que toute trace de décollement cutané avait pu disparaître, et, malgré la répétition des eschares produites par la pression, marcher d'un pas égal et soutenu vers la cicatrisation. Quinze jours encore, et, nous n'en doutons pas, la réparation eût été complète, si l'emploi du même agent eût été continué. Mais, à notre grand regret, il n'en fut pas ainsi.

Quoi qu'il en soit, ce fait n'en reste pas moins un exemple frappant de la puissance d'action du moyen thérapeutique que nous préconisons.

OBSERVATION III. — *Vaste plaie de la partie latérale externe du genou et de la cuisse du côté droit. Sphacèle de la peau. Pourriture d'hôpital. État désespéré du membre. Applications d'éponges imbibées d'eau chlorurée. Guérison.*

Bazard Florentin, 25 ans, palfrenier, demeurant boulevard Clichy, n° 59, est entré à l'hôpital Lariboisière le 11 décembre 1858, salle Saint-Louis, n° 31.

Quinze jours avant d'entrer à l'hôpital, cet homme reçoit un coup de pied de cheval sur la partie latérale externe du genou gauche. Douleurs dans cette région pendant une heure après l'accident ; puis le malade continue son travail sans souffrir pendant huit jours.

Au bout de ce temps, douleur, gonflement, rougeur et formation d'un abcès que l'on traite par les cataplasmes de farine de graine de lin. Nécessité de prendre le lit par l'impossibilité de marcher et de se tenir debout.

Lorsque le malade arrive à l'hôpital, on constate l'existence d'un vaste abcès qui occupe non seulement le côté externe du genou, mais sa partie antérieure, la presque totalité du jarret et la partie inférieure de la cuisse. Le drainage est appliqué; quatre anses élastiques sont passées dans le foyer purulent, une sur la partie latérale externe du genou, une autre au jarret, et les deux dernières sur la cuisse.

Le pus s'écoule, les douleurs cessent, mais la peau se sphacèle et la gangrène du tégument amène la chute des tubes élastiques.

Le 19 décembre, la plaie résultant de la mortification de la peau avait acquis des dimensions considérables, elle occupait presque toute la surface du genou, moins la partie latérale interne, et remontait vers la cuisse jusqu'à une assez grande hauteur. Le tissu cellulaire s'était sphacélé, les muscles, les tendons et les aponévroses étaient à nu ; la surface malade offrait le plus mauvais aspect et était en grande partie recouverte de ce détritus pulpeux grisâtre, qu'on observe dans la pourriture d'hôpital. De plus, elle exhalait une odeur repoussante.

On appliqua des cataplasmes sur cette énorme plaie, mais la gangrène moléculaire n'en continuait pas moins ses progrès. En même temps l'appétit s'était perdu ; le malade, en proie à une fièvre hectique, maigrissait à vue d'œil.

22 décembre. M. Chassaignac, à qui j'avais communiqué le résultat de mes recherches, me fit prier de voir ce malade. Il trouvait le cas désespéré et reconnaissait son impuissance à arrêter les progrès du mal. Il n'hésita pas sur mon conseil à employer les éponges imbibées d'eau chlorurée.

En raison de l'étendue considérable de la surface gangrénée, il coupa les éponges en tranches assez minces qu'il imbiba de la solution chlorurée et les plaça sur la plaie. Je dois faire remarquer ici que la section des éponges en tranches minces est une circonstance fâcheuse qui ne réalise pas du tout les conditions d'une bonne application de notre mode de pansement, attendu : 1° que les produits de la sécrétion mordide sont moins facilement pompés par une éponge mince que par une éponge épaisse; 2° que ces produits se trouvent en contact avec une moindre quantité de liquide chloruré.

Malgré cette circonstance défavorable, la plaie présenta dès le lendemain une modification avantageuse; sans avoir subi une transformation aussi complète que dans les divers cas que nous avons rapportés, elle avait pris un aspect plus rose, moins sanieux; elle exhalait une odeur moins fétide.

23. Je fais changer les éponges contre des éponges plus épaisses, et je les dispose de manière à ce qu'elles recouvrent une plus grande partie de la surface de la plaie. On renouvelle plusieurs fois par jour le liquide dont elles sont imbibées.

Grâce à ce changement, l'amélioration est devenue beaucoup plus notable, et lendemain, 24, les parties revêtent une apparence vermeille, à l'exception de quelques points qui se dépouillent difficilement de la couche grisâtre et pulpeuse qui les recouvre. Les bords de la plaie, qui étaient décollés sur une assez grande étendue, semblent déjà avoir de la tendance à se recoller. Il n'y a pas de fétidité appréciable.

25. L'amélioration persiste. Il ne reste presque plus trace de la pourriture d'hôpital. Aspect de plus en plus rose de la plaie. Bourgeons charnus de même nature. Même pansement.

Les jours suivants, on continue l'application des éponges imbibées d'eau chlorurée, et l'on constate d'une manière de plus en plus sensible non seulement la cessation des accidents, mais encore les progrès du travail de cicatrisation. La fièvre cesse, l'appétit et les forces reviennent, et deux mois après, la réparation est devenue complète.

Le malade a été présenté guéri à la Société de chirurgie.

Si l'on considère l'étendue et la gravité extrême de la plaie dans le cas que nous venons de rapporter, la destruction de la peau sur une large surface, le décollement étendu de ses bords, et avant tout cette terrible complication de la pourriture d'hôpital, qui menaçait non seulement le membre, mais encore l'existence du malade, si l'on tient compte, enfin, des progrès effrayants qu'avait faits le mal dans l'espace de quelques jours, on appréciera à sa juste valeur la puissance d'action du mode de pansement que nous avons adopté, puissance assez grande pour enrayer, dans l'espace de vingt-quatre heures, une affection généralement mortelle, et transformer en quelques jours la plaie du caractère le plus grave, en une plaie bénigne, d'un excellent aspect, et tendant manifestement à la cicatrisation.

Je n'ai pas eu d'autre occasion d'appliquer l'éponge imbibée d'eau chlorurée au traitement de la pourriture d'hôpital, mais le succès que j'ai obtenu, dans ce cas, m'autorise à penser que ce mode de pansement est appelé à rendre les plus grands services dans une affection en face de laquelle le praticien est à peu près complètement désarmé.

Encouragé par le résultat qu'avait donné, chez son malade, l'emploi de mon système de pansement, M. Chassaignac en a fait l'application à un grand nombre de plaies suppurantes, et principalement de plaies suppurantes de mauvaise nature, toujours avec le même succès.

Parmi beaucoup d'observations que je pourrais citer, je mentionnerai la suivante :

OBSERVATION IV. — *Phlegmon diffus du pied et de la partie inférieure de la jambe. Incisions. Vaste plaie du plus mauvais aspect. Traitement par l'éponge imbibée d'eau chlorurée. Guérison.*

Regnaud Sylvain, 23 ans, tailleur de pierres, demeurant rue de Constantine, n° 50, est entré à l'hôpital Lariboisière, le 22 septembre 1859.

Bonne santé habituelle ; teint coloré ; pas de maladies antérieures.

Il y a quelques jours, ce malade étant tombé sur le pied, il en résulta une petite écorchure, qui, par suite de la marche, de la fatigue et de l'étroitesse des chaussures, devint le point de départ d'une inflammation qui força cet homme à entrer à l'hôpital.

On diagnostiqua un phlegmon diffus par nappe purulente siégeant, sur le dos du pied et à la partie inférieure de la jambe. Des incisions larges et multipliées furent pratiquées sur cette région et mirent à découvert une couche purulente épaisse, verdâtre et concrète. Des cataplasmes furent appliqués sur le pied et la partie inférieure de la jambe.

Cependant, les plaies s'agrandirent et prirent le plus mauvais aspect. Une sanie grisâtre et fétide s'exhalait de la surface malade ; la peau était décollée au loin. Il y avait de la fièvre, de l'inappétence, de l'altération des traits, de la prostration, tous les symptômes d'une infection putride.

On appliqua, sur les diverses solutions de continuité, des éponges imbibées d'eau chlorurée, et le jour même la surface malade perdit son aspect sanieux, grisâtre, pour prendre une apparence vermeille. La fétidité, qui était extrême, disparut en même temps.

Les jours suivants, le foyer continua à se déterger, la plaie prit un air de fraîcheur qui faisait l'admiration de tous les assistants, la peau se recolla dans les divers points où elle était séparée des parties sous-jacentes, les excavations qu'avait creusées le travail de destruction se comblèrent, et lorsque je vis le malade pour la dernière fois, le 25 octobre 1859, il ne restait plus qu'une solution de continuité ayant 2 à 3 centimètres dans un de ses diamètres et 5 à 6 dans l'autre. Cette plaie était très belle, parfaitement lisse et unie, exempte de fongosités exubérantes, et d'une coloration rose vif, que ne souillait pas la présence de la moindre goutte de pus.

Je dois dire que, dans ce cas, on substitua d'assez bonne heure l'usage de la charpie à celui de l'éponge, et qu'il n'en résulta aucun inconvénient sérieux. Faisons remarquer cependant que, si la charpie peut remplacer l'éponge quand la plaie a subi la transformation qu'elle éprouve toujours au contact de notre mode habituel de pansement, il n'en saurait être de même au début, lorsqu'il s'agit surtout d'attaquer quelque plaie suppurante grave, compliquée de gangrène ou de pourriture d'hôpital. L'éponge alors jouit d'une action toute spéciale que n'a pas la charpie. Tandis que l'éponge absorbe les produits de la sécrétion morbide, les dissémine dans son épaisseur et les éloigne en quelque sorte de la surface malade, la charpie fait corps avec ces produits et forme bientôt une sorte de magma ou de couche compacte qui ne se laisse plus traverser par le pus, la sanie ou les détritus pulpeux qu'engendre la destruction moléculaire des tissus.

La charpie ne saurait donc remplacer l'éponge dans les cas graves, et si, dans un but d'économie, on croyait devoir substituer la première à la seconde, ce ne devrait être que quand la plaie a pris un caractère de bénignité tel, qu'il ne reste plus aucun doute sur sa prochaine cicatrisation.

J'ai encore appliqué l'éponge imbibée d'eau chlorurée au traitement de certains ulcères rebelles, tels que des ulcères eczémateux ou scrofuleux. J'en citerai quelques exemples.

Observation V. — *Ulcère eczémateux de la jambe droite ; emploi pendant six mois des traitements les plus divers, sans amélioration aucune ; traitement par l'éponge imbibée d'eau chlorurée ; guérison.*

M. A...., 40 ans, ancien négociant, demeurant rue de la Victoire, 96, est sujet, depuis plusieurs années, à des éruptions herpétiques qui se sont manifestées sur diverses parties du corps, mais principalement aux membres inférieurs.

C'est le 27 mai 1857, que j'ai été appelé pour la première fois à donner des soins à ce malade. Tout le membre inférieur droit était couvert d'herpès, les ganglions de l'aine du même côté s'étaient engorgés, et, après avoir pris un volume considérable, donnèrent lieu à un abcès très profond et très vaste, que je dus ouvrir largement. La cavité purulente se combla peu à peu, et, au bout de deux mois, la cicatrisation était complète. L'herpès disparut à peu près en même temps à la jambe, et se reproduisit, comme par une sorte de métastase, dans la bouche et le pharynx, mais avec une intensité telle, que la vie du malade parut un instant menacée. Néanmoins, des cautérisations énergiques répétées plusieurs fois par jour, avec une solution concentrée de nitrate d'argent (5 grammes de sel pour 30 grammes d'eau distillée), finirent par triompher de l'affection bucco-pharyngée.

En 1858, nouvelle éruption d'herpès sur la jambe gauche, mais peu intense, et dont je vins à bout à l'aide de la poudre d'amidon et des bains sulfureux, dans l'espace de quinze jours environ.

Le 27 mars 1859, appelé de nouveau auprès de M. A..., je constatai, sur la partie interne de la jambe droite, l'existence d'un ulcère qui avait la largeur de la paume de la main. J'appris que cet ulcère avait succédé à une éruption de vésicules herpétiques, qu'il existait depuis environ six mois, et qu'on s'était adressé à divers médecins pour en obtenir la guérison. Les topiques les plus divers avaient été mis en usage, et, il faut le dire, avec si peu de succès que l'ulcère n'avait cessé de gagner en surface comme en profondeur.

Il présentait, au moment de mon arrivée, un aspect déplorable ; ses bords étaient taillés à pic ; une sanie grisâtre et fétide baignait sa surface ; il n'existait sur aucun point de tendance à la cicatrisation.

Je n'hésitai pas, en présence de cet état de choses, à recourir au traitement par l'éponge imbibée d'eau chlorurée.

Le soir même du jour où ce moyen fut mis en usage, la plaie ulcéreuse avait subi une véritable métamorphose. Aspect vermeil de l'ulcère, nulle trace de pus à sa surface, absence totale de fétidité.

Les jours suivants, l'amélioration se maintint ; les bords de la plaie s'affaissèrent, l'excavation dont elle paraissait creusée se combla, et le travail de cicatrisation commença à s'opérer de la manière la plus évidente.

Chose digne de remarque, l'effort de la nature, en vertu duquel le centre de la plaie se mettait de niveau avec les bords, ne dépassa jamais les limites d'un nivellement parfait ; en d'autres termes, à aucune période du travail de réparation, on n'observa cette exubérance de bourgeons charnus si fréquente avec les autres systèmes de pansement.

Jusqu'au jour où la plaie fut définitivement fermée, le centre de la solution de continuité resta très exactement de niveau avec la circonférence, la surface malade conserva son aspect rutilant, sa fraîcheur inaltérable, et à quelque moment de la journée qu'on l'examinât, elle était toujours exempte de suppuration et de fétidité.

Le 29 juin, c'est-à-dire, un mois après l'application de l'éponge, la guérison était complète.

Au commencement du mois de mars 1860, un nouvel ulcère s'est produit sur la jambe droite, au voisinage de celui de l'an dernier. Il avait au moment où je fus appelé les dimensions d'une pièce d'un franc ; je le traitai par le même moyen et, en moins de huit jours, j'obtins le même résultat.

Il est permis de penser, d'après cette observation, que le même traitement dirigé contre les ulcères eczémateux ou variqueux des jambes, surtout quand ces ulcères sont devenus sordides et lorsque en raison de l'altération profonde des téguments, ils résistent à l'emploi du pansement de Baynton, serait suivi d'un plein et entier succès.

Pendant que je remplaçais M. Sée à l'hôpital des Enfants-Malades, j'ai expérimenté l'application de l'éponge imbibée d'eau chlorurée dans le traitement des ulcères scrofuleux, et voici ce que j'ai observé.

Les ulcères scrofuleux qui sont entretenus par une affection ostéopathique, non seulement ne sont pas modifiés avantageusement par notre système de pansement, mais paraissent s'irriter sous son influence. Il n'en est plus de même si l'ulcère est indépendant d'une maladie des os. On obtient alors les mêmes résultats, et non moins rapides que dans les plaies où l'éponge imbibée de chlorure de chaux produit ses meilleurs effets.

Parmi beaucoup de cas que je pourrais citer, je mentionnerai le fait suivant :

OBSERVATION VI. — *Ulcère scrofuleux de la cuisse gauche ; traitement par l'éponge imbibée d'eau chlorurée ; guérison.*

Odinot (Ferdinand), âgé de 12 ans, est entré à l'hôpital des Enfants-Malades, salle St-Marcou, n° 25, le 19 août 1859.

Cet enfant porte autour du cou de nombreuses cicatrices d'abcès et présente toute l'habitude extérieure des scrofuleux. Il y a sept ans qu'il est sujet à des suppurations chroniques qui jusqu'ici n'ont pas atteint le système osseux.

En ce moment, il offre à la partie supérieure et interne de la cuisse gauche, un vaste abcès, mais qui ne semble pas lié à une affection osseuse.

Cet abcès, qu'on a abandonné à lui-même, s'est ouvert spontanément trois jours après l'admission du petit malade à l'hôpital, c'est-à-dire, le 23 août 1859. Il s'est écoulé une grande quantité de pus séreux et mal lié, puis l'ouverture du foyer purulent s'est agrandie en s'ulcérant, et a continué de fournir une abondante suppuration.

Dans le principe, j'avais fait appliquer sur la partie malade des cataplasmes, puis un pansement à plat ; mais l'ulcère ayant continué ses progrès, et la suppuration ayant pris un mauvais caractère, je dus songer à l'emploi d'un autre moyen.

Le 23 septembre, époque à laquelle j'eus recours aux applications d'éponge imbibée d'eau chlorurée, la plaie avait 6 centimètres dans son plus grand diamètre, 4 environ dans le plus petit ; elle était terne, grisâtre, baignée d'un pus sanieux, ses bords décollés n'avaient aucune tendance à la cicatrisation.

Le lendemain, cette mauvaise apparence avait fait place à un excellent aspect. Couleur vermeille de l'ulcère, pas de trace de pus à sa surface ; aucune fétidité.

Les jours suivants, persistance de l'amélioration ; les bords de la plaie se recollent, et ses diamètres diminuent d'une façon de plus en plus sensible ; pas de bourgeons charnus exubérants.

15 octobre, cicatrisation complète.

Le malade est resté dans le service pour un écoulement d'oreille d'une fétidité extrême, que nous avons combattu avec avantage par des injections d'eau chlorurée au dixième. Nous avons pu de cette façon contater la solidité de la cicatrice qui était exempte des brides et des inégalités qu'on observe si souvent après la cicatrisation des ulcères scrofuleux.

J'ai fait encore beaucoup d'autres applications non moins heureuses du pansement par l'éponge imbibée d'eau chlorurée.

Ainsi, j'ai réussi complétement à neutraliser l'odeur épouvantable qui s'exhale de certains cancers utérins, odeur telle que les soins à donner aux malades atteintes de cette cruelle maladie étaient devenus presque impossibles, et que ces malheureuses elles-mêmes en étaient littéralement incommodées.

Je me propose de communiquer ultérieurement à la Société l'observation d'une jeune femme couchée dans le service de M. Natalis Guillot, que je remplace en ce moment à l'hôpital Necker. A la suite d'un accouchement, rendu très laborieux par une présentation des fesses, cette femme a été atteinte d'une rupture du périnée, affection très sérieuse et pour laquelle des accoucheurs du plus grand mérite ont déclaré qu'il n'y avait d'autre remède que la suture; or, cette opération a eu souvent des conséquences mortelles, et j'en pourrais citer quelques exemples.

Plein de confiance dans l'action de l'éponge imbibée d'eau chlorurée, j'ai appliqué ce mode de pansement à la plaie résultant de la déchirure du périnée, et déjà j'ai obtenu des résultats qui me permettent d'espérer une guérison complète. L'éponge placée sur la solution de continuité a réussi : 1º à faire cesser les douleurs aiguës dont se plaignait le malade; 2º à absorber non seulement les produits de sécrétion de la surface morbide, mais ceux que fournit incessament la cavité utérine, et l'on sait l'action dissolvante que ces derniers exercent sur les tissus de cicatrice; 3º à transformer la plaie, qui avait déjà pris une teinte grisâtre et blafarde, en une plaie vermeille, constamment sèche, et qui semble marcher vers la cicatrisation.

Bien que la malade soit phthisique, et par conséquent dans de très mauvaises conditions, j'espère obtenir la cicatrisation complète de sa rupture périnéale.

A l'heure où je corrige les épreuves de ce travail (25 octobre), cette malade est entièrement guérie de sa déchirure périnéale, je ne la garde dans le service que pour sa phthisie pulmonaire et un catarrhe utérin lié à une affection syphilitique ancienne.

Je possède encore dans mes salles une autre malade également affectée d'une déchirure périnéale qui a été assez complète pour amener la déchirure du sphincter. Comme cette malheureuse femme, qui est à la fois phthisique et syphilitique, était en même temps atteinte d'une cystite purulente avec incontinence d'urine, il en est résulté qu'au moment de son entrée dans le service, la malade présentait une vaste plaie périnéale constamment souillée d'un côté par les matières excrémentitielles, de l'autre par une urine purulente, et en troisième lieu par les lochies. Je laisse au lecteur à supposer ce que pouvait être un cloaque où aboutissaient tant et de semblables immondices. Je lui laisse le soin d'apprécier quel devait être l'aspect de la plaie périnéale et ce qu'on aurait pu attendre de l'emploi des moyens ordinaires en pareil cas. Eh bien, sans entrer dans de plus amples détails, et tout en me réservant de publier bientôt cette intéressante observation *in extenso*, je dirai qu'il m'a fallu moins de trois semaines, non seulement pour nettoyer ces nouvelles écuries d'Augias, mais pour réparer des désordres qui menaçaient d'être et qui auraient été promptement et infailliblement mortels. La malade est aujourd'hui presque entièrement guérie de sa plaie périnéale, sans suture, sans cautérisation, sans intervention chirurgicale, et cette guérison que mon excellent collègue et ami, M. Empis, médecin de l'hospice des Incurables (femmes), et M. Réveil, pharmacien en chef de l'hôpital des Enfants-Malades, ont bien voulu constater aujourd'hui même, est due à l'application permanente sur la solution de continuité de l'éponge imbibée d'eau chlorurée.

Tels sont les faits principaux sur lesquels est basé ce travail. Qu'on me permette maintenant d'aborder les diverses questions que soulève naturellement l'étude attentive de ces faits.

L'action de notre mode de pansement étant admise, et je ne pense pas qu'aucun observateur sérieux qui voudra se donner la peine d'expérimenter par lui-même puisse la contester, on se demande par quel mécanisme se produit cette action sous l'influence de l'éponge imbibée d'eau chlorurée.

Ce mécanisme est bien simple et facile à saisir, si l'on examine isolément les deux éléments qui constituent notre système de pansement, savoir, l'éponge et l'eau chlorurée. L'éponge absorbe les produits de sécrétion au fur et à mesure qu'ils se produisent à la surface de la plaie suppurante, en même temps qu'elle maintient dans un rapport constant le liquide renfermé dans ses mailles et la surface malade, en sorte qu'il n'y a pas une molécule sécrétée qui ne soit immédiatement saisie par cette force de capillarité dont jouissent les pores de l'éponge et combinée avec la solution chlorurée. Quant au rôle de cette solution, il consiste très probablement à altérer dans leur composition les produits de la sécrétion morbide, à les dissoudre peut-être, ou tout au moins à neutraliser leurs propriétés les plus fâcheuses.

Nous faisons un précepte d'employer des éponges entières et non pas seulement des tranches d'éponge, la théorie et l'expérience étant d'accord pour nous montrer que ces dernières ont beaucoup moins d'efficacité que les autres. J'ai plusieurs fois vérifié le fait *de visu;* mais on conçoit, en outre, que quand on se borne à employer des éponges coupées en tranches minces, les produits de sécrétion sont, d'une part, mis en rapport avec une beaucoup moindre quantité du liquide chloruré, et, d'une autre part, se trouvent beaucoup moins éloignés par la force aspirante de l'éponge de la surface qui les a fournis. Or, il importe à la bonne exécution du travail de cicatrisation, 1° que les produits de la sécrétion morbide ne séjournent pas à la surface de la solution de continuité, 2° qu'ils soient détruits au fur et à mesure de leur apparition.

Quant au renouvellement des éponges plusieurs fois par jour, il est nécessité par l'évaporation qui s'effectue inévitablement à la surface de l'éponge, malgré la précaution que nous prenons de recouvrir toujours celle-ci d'une toile cirée. Or, il ne suffit pas que le pus soit absorbé par l'éponge, il faut qu'il soit dissous ou neutralisé dans ses propriétés par l'eau chlorurée.

Ce que nous venons de dire résout la question de savoir si l'éponge seule ne suffirait pas pour produire les effets observés et si ces mêmes effets ne pourraient pas être obtenus à l'aide non pas de l'eau chlorurée seule, ce serait impossible, mais d'un corps quelconque, tel qu'une compresse ou de la charpie imbibée de ce liquide. J'ai varié ces expériences à satiété sur mes différents malades, et je déclare que l'éponge seule est un topique absorbant qui peut avoir son utilité, quand il s'agit de modifier certaines plaies suppurantes, mais qu'elle est impuissante à lui procurer cette couleur vermeille, cette fraîcheur remarquable, cette absence totale de fétidité, etc., qu'on obtient par l'association de l'éponge et de l'eau chlorurée. D'ailleurs, l'éponge non imbibée, ou même imbibée d'une manière insuffisante, s'attache à la plaie et la rend saignante.

Quant aux topiques divers que l'on pourrait imprégner d'eau chlorurée, agaric, charpie, compresses, etc., je ne nie pas qu'ils ne puissent, jusqu'à un certain point, suppléer l'éponge dans son action. Mais ils ont toujours un inconvénient sérieux, c'est que les produits de la sécrétion morbide ne sont jamais complétement absorbés, et la plaie, quoique belle, n'est jamais exempte de la présence d'une certaine quantité de ces produits. Comment cela se fait-il? C'est bien facile à concevoir. La charpie, par exemple, ne tarde pas à faire, avec le pus, une sorte de magma plus ou moins imperméable, en sorte qu'il reste toujours, à la surface de la plaie, une quantité plus ou moins appréciable de liquide purulent. Les compresses se laissent pénétrer moins facilement encore par les produits de la sécrétion morbide, l'agaric en est très promptement saturé ; en un mot, je ne connais, jusqu'à ce jour, que l'éponge qui possède la propriété d'absorber assez complétement ces produits pour que la surface de la solution de continuité soit toujours sèche et rose sur tous ses points, comme si on venait de l'absterger.

Existe-t-il un mode de pansement, parmi tous ceux dont la thérapeutique s'est enrichie jusqu'à ce jour, qui, dans les plaics suppurantes de mauvaise nature, gangréneuse, eczémateuse, scrofuleuse, etc., réussisse à produire au même degré les divers effets que j'ai signalés ? En est-il un qui ait le pouvoir de métamorphoser dans l'espace de quelques heures une plaie sordide, sanieuse, infecte, compliquée ou non de gangrène, en une plaie fraîche, rutilante, totalement exempte de fétidité, et de traces de suppuration, et qui marche d'un pas égal et uniforme, sans être entravée par aucune exubérance de fongosités, vers la cicatrisation ? Je ne le crois pas. J'ai maintes fois essayé comparativement les divers modes de pansement usités dans les hôpitaux de Paris, le pansement à plat, le pansement de Baynton, la charpie râpée, les poudres absorbantes, celles dites désinfectantes, et comme auxiliaires de ces pansements, les lotions de toute espèce, la cautérisation avec le nitrate d'argent en crayon ou en solution, voire même le fer rouge. Eh bien, je déclare qu'au bout de quelques jours, il me fallait constamment revenir au système de pansement que j'ai adopté pour rendre à la plaie cet aspect excellent que lui donne l'éponge imbibée d'eau chlorurée. Il est possible que par d'autres moyens on parvienne un jour ou l'autre à obtenir un résultat semblable, je ne crois pas qu'on puisse en avoir de plus satisfaisant.

Quels sont les inconvénients du pansement par l'éponge imbibée d'eau chlorurée :

M. Velpeau, à qui j'avais fait connaître verbalement le résultat de mes recherches, a bien voulu expérimenter sur plusieurs malades de son service mon système de pansement.

Après avoir reconnu la réalité des effets que j'avais annoncés, l'éminent chirurgien m'a objecté que ce mode de pansement ne laissait pas que d'être assez dispendieux, en raison de l'altération que subissent, au bout d'un certain temps, les éponges par l'action du chlorure de chaux. Il arrive, en effet, au bout de six, huit, dix jours, suivant la qualité des éponges, que celles-ci se ramollissent, deviennent friables et se déchirent avec facilité. On est obligé alors de les renouveler. Mais la petite dépense que ce renouvellement exige peut-elle être considérée comme une objection sérieuse à l'emploi d'un système de pansement qui présente une supériorité si réelle, si incontestable, sur tous les autres modes employés jusqu'à ce jour dans le traitement des plaies graves? Ne faut-il pas, d'ailleurs, défalquer de cette dépense les frais que nécessite l'usage de la charpie, du cérat, des compresses, du diachylon, en un mot, de toutes les pièces d'appareil qui entrent dans la composition des autres systèmes de pansement? Et puis, en admettant qu'il y eût là un surcroît de dépense, la question d'économie, dont j'apprécie d'ailleurs toute l'importance, n'est-elle pas primée par une question bien autrement grave, celle de l'intérêt des malades, et surtout celle de leur existence, qui est si souvent compromise, quand il s'agit de gangrène, de pourriture d'hôpital, etc.? En présence de ces considérations, la question de la dépense, surtout dans la pratique civile, n'est plus qu'un détail qu'il est permis de négliger.

Une autre objection que M. Velpeau a mentionnée dans son rapport à l'Institut sur les moyens désinfectants (séance du 6 février 1860), est celle-ci : « L'éponge imbibée d'eau chlorurée cause une irritation trop vive. » La lecture de cette phrase m'a causé, je dois l'avouer, le plus grand étonnement, car, à l'exception des ulcères ostéopathiques qui ne s'accommodent pas très bien de l'application des éponges imbibées d'eau chlorurée et qui deviennent dans quelques cas le siége d'une irritation assez vive, je n'ai jamais vu les plaies suppurantes s'enflammer au contact de ce mode de pansement. Je dirai plus : non seulement la plaie se maintient aussi belle et aussi fraîche que possible pendant toute la durée de l'application, mais les bords de la plaie restent parfaitement intacts; pas de rougeur érythémateuse, pas d'érysipèle, pas d'éruption miliaire, comme cela se voit si souvent au voisinage des plaies que l'on soumet aux autres systèmes de pansement. M. Velpeau n'a expérimenté que pendant quelques jours l'éponge imbibée d'eau chlorurée; et je l'applique depuis plus de trois ans sans avoir observé une seule fois l'inconvénient signalé par le savant professeur, excepté, comme je l'ai déjà dit, dans les ulcères entretenus par une maladie des os.

Voici d'ailleurs en quels termes M. Velpeau a rendu compte dans son rapport du mode d'action de l'éponge imbibée d'eau chlorurée :

« Un médecin des hôpitaux, M. Hervieux, nous a indiqué un procédé nouveau et d'une telle simplicité, qu'il semble de nature à rendre des services réels dans quelques cas. Il s'agit d'une éponge comme véhicule du liquide médicamenteux. En effet, une éponge imbibée de solution chlorurée, et tenue à nu sur les plaies ou dans les cavernes, soit purulentes, soit gangréneuses, et réimbibée plusieurs fois par jour, *absorbe le pus, à mesure qu'il se forme, mieux que quoi que ce soit, et désinfecte bien.* Par malheur, le chlore altère ou détruit les éponges avec rapidité et cause bientôt une irritation trop vive. On a de cette façon un excellent moyen pour nettoyer certaines plaies anfractueuses ou gangréneuses. » (*Gazette médicale,* 18 février 1860.)

Il est une question intéressante qui se trouve résolue par les recherches auxquelles je me suis livré sur le pansement par l'éponge imbibée d'eau chlorurée ; je veux parler de l'utilité de la suppuration pour la cicatrisation des plaies. Les anciens auteurs considéraient l'acte suppuratif comme le moyen auquel la nature avait recours pour préparer, sinon pour amener l'occlusion définitive de la plaie, Boyer lui-même avait adopté cette manière de voir. « La suppuration, dit-il, opère le dégorgement des bords de la plaie. Ces bords s'affaissent et se rapprochent du fond de la plaie dont les dimensions en largeur et en profondeur diminuent *avec une promptitude relative à la quantité de pus qu'elle fournit.* » (*Traité des mal. chir.*, 5e édit., t. I, p. 646). Ainsi dans la pensée de Boyer, c'est bien à la suppuration qu'est dû le travail réparateur, puisque la rapidité de ce dernier est en raison directe de la première. Dans son article Pus du *Dict. en 30 vol.* (t. 26, p. 451), P. Bérard n'est pas moins explicite. « Toutes les fois, dit-il, que les bords d'une solution de continuité n'ont pas été mis en contact ou qu'ayant été rapprochés, ils ne se sont pas réunis par première intention, la suppuration survient : *elle est de rigueur ; elle semble être le moyen par lequel la nature va réparer la lésion physique infligée aux parties vivantes.* » Je pourrais faire d'autres citations tendant à établir que ces idées ont encore aujourd'hui cours parmi quelques praticiens des hôpitaux. Mais je préfère m'en tenir aux deux grandes autorités que je viens de mentionner. Je dis maintenant que la suppuration n'est nullement nécessaire à la réparation des plaies et que la suppression la plus complète de l'acte suppuratif, loin de nuire au travail réparateur en le retardant ou l'entravant, est une circonstance éminemment favorable à l'accomplissement rapide et régulier de ce travail.

Cette proposition, je l'établis en m'appuyant sur les faits nombreux que j'ai recueillis de guérison parfaite des plaies suppurantes les plus graves par l'application de l'éponge imbibée d'eau chlorurée. En effet, à l'aide de ce moyen, on ne réussit pas seulement à faire disparaître de la surface de la plaie les produits de la sécrétion morbide, on supprime l'acte suppuratif lui-même. J'avais pensé d'abord que la suppuration, pour n'être pas visible, n'en persistait pas moins pendant toute la durée du traitement. Je supposais, et cela a lieu en réalité lors des premières applications, que le pus absorbé par l'éponge était altéré ou dissous au contact du liquide médicamenteux, et je m'expliquais ainsi pourquoi ce qu'on retirait de l'éponge en l'exprimant ne ressemblait en rien à du pus.

Il est bien vrai, je le répète, que les choses se passent ainsi au début du traitement, mais, au bout d'un certain temps, toute sécrétion semble avoir cessé, car, à quelque moment de la journée qu'on examine les choses, il est impossible de découvrir la moindre trace du liquide purulent ni dans l'éponge ni à la surface de la plaie. Il ne se fait donc plus de suppuration. Or, comme la plaie, toujours lisse, unie, vermeille, continue à se cicatriser, il faut bien admettre que la suppuration n'est nullement utile, comme on le croyait autrefois, à l'accomplissement du travail réparateur. Il y a plus, c'est que la cicatrice n'est jamais plus belle, plus solide et plus régulière qu'en l'absence de l'acte suppuratif. La présence de l'éponge imbibée d'eau chlorurée s'oppose, en effet, à la production de ces bourgeons charnus, de ces fongosités exubérantes, qu'on observe avec les autres modes de pansement, fongosités qu'on est obligé de réprimer avec les caustiques, et qui, finalement, donnent lieu à ces nodosités, à ces brides, qui constituent des difformités plus ou moins gênantes, et sont, de l'aveu de tous les auteurs, une des causes les plus réelles de la fragilité des cicatrices.

Lisfranc, qui faisait dans le traitement des plaies suppurantes un grand usage des chlorures alcalins, avait reconnu qu'ils avaient la propriété de procurer des cicatrices régulières, solides, et beaucoup moins friables que cela n'a lieu quand on fait usage de tout autre système de pansement.

Il ne me reste plus qu'à faire l'historique du nouvel agent que j'ai expérimenté.

L'éponge et l'eau chlorurée ne sont pas chose nouvelle ; l'une et l'autre figurent à divers titres dans les boîtes à pansement de nos hôpitaux ; mais je ne sache pas qu'on ait jamais traité les plaies suppurantes par l'application permanente de l'éponge imbibée d'eau chlorurée. Quoi qu'il en soit, voici le résultat des recherches bibliographiques auxquelles je me suis livré sur ce sujet :

Avant que Labarraque eût popularisé les chlorures alcalins, ils étaient déjà employés dans la thérapeutique.

En 1793, Percy employa à l'armée du Rhin le chlorure de potasse contre la pourriture d'hôpital *(Revue méd.*, 1826).

Semmola lavait avec du chlore étendu d'eau les plaies des individus mordus par des chiens enragés, et les pansait deux fois par jour avec un plumasseau de charpie imbibé du même liquide (Blache, *Dictionnaire de méd. en 30 vol.*, art. CHLORURES, p. 420).

Cruikshank avait proposé l'emploi des chlorures alcalins contre la pourriture d'hôpital et la gangrène. (Robin, thèses, 1827, nᵒ 216.)

Dans son article sur la pourriture d'hôpital, Boyer conseille l'emploi d'un plumasseau de charpie imbibé de chlorure de chaux, plumasseau qu'on humecte toutes les douze heures et qu'on n'enlève que tous les deux ou trois jours.

En 1823, M. Cullerier neveu, chirurgien de l'hôpital des Vénériens, a lu à l'Académie de chirurgie un travail dans lequel il annonce qu'il a employé avec succès le chlorure de soude dans le traitement des ulcères rongeurs de la vulve et de l'aine, contre les rhagades, les onglades, la pourriture d'hôpital, la gangrène. *(Arch. de méd.*, 1823, 1ʳᵉ série, t. I, p. 478.)

Dans la séance du 28 mai 1825, M. Ségalas d'Etcheparre a rapporté à l'Académie de médecine une observation d'eschare du sacrum pansée avec la charpie imbibée de chlorure de soude et guérie par ce moyen. *(Arch. de méd.*, 1825, 1ʳᵉ série, t. VIII, p. 288.)

Le 30 juin de la même année, Lisfranc annonçait à l'Académie de médecine que depuis quelque temps il se servait avec succès du chlorure de chaux dans le traitement des ulcères atoniques. Ce n'est que le 16 mars 1835, que ce chirurgien lut à l'Académie des sciences son mémoire sur les chlorures d'oxyde de sodium et de calcium employés contre la brûlure. *(Gaz. méd.*, 1835, p. 179.)

Dans l'intervalle de ces dix années 1825-1835, d'autres travaux avaient été publiés sur les propriétés thérapeutiques des chlorures alcalins. Ainsi, en 1830, le docteur Mène traite avec avantage par le chlorure de chaux des ulcères vénériens siégeant autour du prépuce, aux amygdales et au voile du palais (*Bulletin général de thérapeutique,* 1830, t. 2, p. 190.)

La même année, M. Senné de Surgères (*Bulletin de thérap.*, 1830, tome 2, p. 78) panse avec de la charpie humectée d'un mélange à parties égales d'eau et de chlorure de sodium des plaies graves et les guérit.

En 1834, le docteur Auguste Boyer, ancien interne des hôpitaux de Marseille, proposa l'emploi des chlorures alcalins comme moyen de combattre la putridité des foyers purulents. (*Gazette méd.*, 1834, p. 196.)

En 1835, le docteur Chopin de Neubourg rapporte, dans une lettre adressée à Lisfranc, six cas de plaies suppurantes douloureuses, dans lesquelles la charpie imbibée d'eau chlorurée a calmé la douleur, détergé le foyer et favorisé la cicatrisation. (*Gaz. méd.*, 1835, p. 689.)

En 1838 et 1839, Lisfranc publie dans le *Bulletin général de thérapeutique* (t. 15, p. 41, et t. 16, p. 252) deux nouvelles notes sur l'emploi des chlorures alcalins dans le traitement des brûlures et des ulcères. Des observations sont citées à l'appui.

Enfin, je trouve dans le *Traité de pathologie chirurgicale* de M. Nélaton (article ULCÈRES, t. 1, p. 321) le passage suivant : « La solution étendue de chlorure de chaux convient surtout pour les ulcères compliqués de pourriture d'hôpital et de gangrène superficielle ; on parvient souvent à changer complétement dans l'espace de vingt-quatre heures l'aspect de ces ulcères. »

En d'autres parties de son ouvrage, M. Nélaton recommande le même mode de pansement dans les ulcères scrofuleux, scorbutiques, calleux, dans la gangrène, la pourriture d'hôpital, etc.

Voici deux faits qui me sont personnels et qu'on peut rappeler après les citations qui précèdent :

Je me souviens qu'en 1843, étant externe du service de Lenoir, à l'hôpital Necker, j'avais dans mon rang une jeune fille de 15 ans, atteinte d'une tumeur blanche suppurée du genou. Par suite de l'épuisement qu'avait causé l'abondance de la suppuration, une large eschare se développa à la région sacrée, et donna lieu, en se détachant, à une vaste plaie qui s'agrandit rapidement et prit un très mauvais aspect. Des lotions avec l'eau chlorurée ayant été prescrites, je les pratiquai avec un soin extrême, et je m'aperçus bientôt que, sous leur influence, les chairs étaient devenues vermeilles, la suppuration était moins sanieuse, moins fétide, en un mot, qu'une amélioration évidente avait lieu. Chargé des pansements du soir, je renouvelai ces lotions deux fois par jour ; la plaie se limitait visiblement, et j'avais l'espérance d'en obtenir la cicatrisation, quand les parents de la malade vinrent la chercher pour l'emmener à la campagne.

En 1850, j'ai donné des soins à un jeune homme d'Elbeuf, âgé d'environ 20 ans, et qui, dans le cours d'une syphilis constitutionnelle, fut pris d'accidents typhoïdes d'une extrême gravité.

Deux eschares s'étaient développées, l'une au sacrum, l'autre à la région trochantérienne ; il en résulta deux énormes plaies qui ne mesuraient pas moins, l'une et l'autre, de 15 à 18 centimètres dans leur plus grand diamètre. Je pris soin, comme dans le cas précédent, de les laver deux fois par jour avec l'eau chlorurée, puis je pansai à plat. Eh bien, il me parut que chaque lotion avait pour effet non seulement de modifier la plaie en la purgeant de tous les produits de la suppuration, mais de donner aux chairs cette fraîcheur, cette coloration rose que j'ai observée chez les malades soumis à l'application permanente de l'éponge imbibée d'eau chlorurée. Toujours est-il que les deux plaies finirent par se cicatriser et que le malade guérit.

C'est le souvenir de ces deux faits qui m'a suggéré l'idée de mon système de pansement.

On a quelquefois employé l'éponge seule comme mode de pansement après les opérations. Brossard et Morand proposèrent l'emploi de ce moyen vers la fin du dernier siècle, longtemps après Encelius (Bonnet. *Collect.*, etc., t. IV, p. 364).

M. le professeur Velpeau a indiqué, dans sa *Médecine opératoire*, l'éponge parmi les succédanés de la charpie (t. Ier, p. 137). « L'éponge réduite en fragments, dit-il, peut servir de boulettes, de bourdonnets ou de tampons, lorsqu'il s'agit d'absorber les liquides de certains clapiers. »

Il ressort des documents historiques que je viens de réunir, que l'éponge et la solution chlorurée considérées chacune isolément, ont eu des applications thérapeutiques conformes à celles que j'ai pu faire de ces deux agents combinés. Mais il ne paraît pas qu'on ait, avant l'époque où je fis mes premiers essais, tenté l'association de deux éléments qui doivent au fait même de leur combinaison une puissance bien des fois supérieure à celle qu'ils pouvaient avoir chacun en particulier.

En résumé, je crois pouvoir déduire de ce travail et des faits qui en sont la base, les conclusions suivantes :

1° L'application permanente de l'éponge imbibée d'eau chlorurée à la surface des plaies suppurantes graves a pour effet de transformer ces dernières en plaies constamment fraîches, vermeilles, exemptes de fongosités exubérantes et de toute trace de suppuration.

2° En même temps que ce mode de traitement supprime l'acte suppuratif, il favorise le travail cicatriciel, qui n'est jamais plus régulier, plus ferme et plus irréprochable qu'en l'absence de toute suppuration.

3° L'application de l'éponge imbibée d'eau chlorurée sur les plaies suppurantes graves résout par la négative la question de savoir si la suppuration est le moyen dont se sert la nature pour réparer, selon l'expression de Bérard, la lésion physique infligée aux parties vivantes.

4° Parmi tous les désinfectants des plaies suppurantes imaginés jusqu'à ce jour, il n'en est pas de plus efficace que l'éponge imbibée d'eau chlorurée, puisqu'elle supprime la source même de la fétidité, c'est-à-dire la suppuration et ses produits.

5° A l'exception des plaies et des ulcères entretenus par une affection osseuse, lesquels ne semblent pas s'accommoder de notre système de pansement, l'éponge imbibée d'eau chlorurée ne détermine aucune irritation appréciable sur les surfaces malades ni sur les parties environnantes; pas d'érythème, pas d'érysipèle, pas d'éruption miliaire; aucune trace d'inflammation.

6° C'est au traitement de la gangrène phagédénique, des eschares qui succèdent aux fièvres graves, des ulcères eczémateux, scrofuleux ou ostéopathiques, de la pourriture d'hôpital, de la déchirure périnéale, et en général de toutes les plaies suppurantes de mauvaise nature qu'on appliquera avec le plus d'avantages l'éponge imbibée d'eau chlorurée.

ADDITION A LA NOTE

SUR L'EMPLOI DE L'ÉPONGE IMBIBÉE D'EAU CHLORURÉE DANS LE TRAITEMENT DES PLAIES SUPPURANTES DE MAUVAISE NATURE.

A M. Amédée Latour,
Rédacteur en chef de *l'Union Médicale*.

Monsieur le rédacteur,

Les faits relatifs au système de pansement que j'ai adopté dans le traitement des plaies et des ulcères de mauvaise nature vont se multipliant chaque jour, et de tous les côtés m'arrivent les témoignages les moins équivoques en confirmation des propositions que j'ai développées devant la Société médicale des hôpitaux.

On a beau avoir expérimenté un agent thérapeutique, on a beau s'être fait une conviction étayée des faits les plus nombreux et les plus probants; tant que cet agent n'a pas subi l'épreuve terrible du grand jour et de la publicité, tant qu'il n'a pas été soumis au contrôle des hommes les plus autorisés et les plus compétents en la matière, on ne peut se défendre d'une certaine défiance envers soi-même et envers le moyen que l'on préconise. Telle est du moins l'impression que j'ai éprouvée en faisant connaître à mes honorables collègues des hôpitaux et mon nouveau mode de pansement des plaies suppurantes et les observations sur lesquelles il s'appuie. Aujourd'hui, cette inquiétude, ces doutes ont disparu devant les marques d'adhésion que je reçois et j'acquiers de plus en plus la preuve que ma confiance dans les effets thérapeutiques de l'éponge imbibée d'eau chlorurée n'était pas mal placée.

Mais plus les faits confirmatifs se multiplient, plus mon système de pansement tend à se vulgariser, plus étroite est aussi l'obligation qui m'est imposée de ne laisser ignorer aux praticiens aucune des circonstances propres à les éclairer, soit sur la valeur, soit sur le mode d'application de cet agent thérapeutique.

C'est pour cela, Monsieur le rédacteur, que je prends la liberté de vous adresser ce petit supplément à mon premier travail. Vous y trouverez :

1º Un nouveau fait que j'ai tout récemment recueilli en ville et qui a eu pour témoin M. Cazenave, médecin à l'hôpital St-Louis.

2º Le résumé des expériences faites à l'hôpital des Enfants malades sur les désinfectants, par M. Réveil, pharmacien en chef de cet hôpital.

3º Quelques règles pratiques pour le dosage du chlorure de chaux dans notre système de pansement.

4º La réparation d'un oubli bien involontaire commis dans mon historique et relatif à l'emploi de l'éponge mouillée.

Voici d'abord l'observation de la malade pour laquelle j'ai été appelé en consultation par M. Cazenave qui, usant en cette circonstance d'une délicatesse extrême dont je ne saurais trop le remercier, me laissa toute liberté d'agir comme je l'entendrais :

Observation. — *Ulcère eczémateux de la jambe droite existant depuis dix-huit mois, et ayant toujours progressé, malgré l'emploi des traitements les plus divers. — Emploi de l'éponge imbibée d'eau chlorurée. — Guérison.*

Mme X..., sexagénaire, est atteinte depuis environ dix-huit mois d'un ulcère eczémateux de la jambe droite.

Le 27 novembre 1860, époque à laquelle je vois cette malade pour la première fois, voici dans quel état je trouve les parties affectées :

Un vaste ulcère occupe la partie antérieure, inférieure et un peu externe de la région jambière. Il mesure 12 centimètres dans le sens de la longueur, 7 centimètres 1/2 dans celui de la largeur. Il offre le plus mauvais aspect ; il est terne, grisâtre, violacé ; ses bords calleux, taillés à pic, sont d'une épaisseur et d'une élévation telles qu'ils débordent de plus d'un centimètre le niveau de la plaie. Les téguments qui environnent la solution de continuité sont d'un rouge violacé qui fait pressentir une disposition manifeste de l'ulcère à s'agrandir dans tous les sens. Ces téguments sont constamment le siége d'une exhalation séreuse qui, en se concrétant, donne lieu à des croûtes épaisses, de telle sorte que sur la jambe malade tout ce qui n'est pas plaie est croûte.

Si vous ajoutez à cela le fait d'un œdème monstrueux des deux membres inférieurs, vous comprendrez tout ce que cet ensemble de phénomènes avait de grave et de repoussant à la fois, vous concevrez surtout qu'on ait pu un instant rattacher ce cas à l'éléphantiasis des Arabes.

Faisons remarquer, en outre, que cet ulcère est loin d'être indolent ; qu'il donne lieu à des souffrances qui ne laissent aucun repos à la malade, qui s'exaltent principalement la nuit sous les couvertures, et que les sédatifs les plus puissants, administrés soit à l'intérieur, soit à l'extérieur, ne peuvent apaiser.

Un mot sur les antécédents de la malade et sur les traitements qu'elle a subis jusqu'à ce jour.

Mme X... a été atteinte, dans l'âge adulte, de rhumatismes qui se sont fixés sur le bassin et qui ont fini par déterminer l'ankylose presque complète des deux articulations coxo-fémorales. Il en résulte que Mme X... ne se meut que tout d'une pièce, peut à peine marcher, éprouve les plus grandes difficultés pour s'asseoir, se coucher, aller à la garde-robe, etc. Cette presque immobilisation des articulations de la hanche ne contribue pas médiocrement à gêner la circulation dans les membres inférieurs et à entretenir l'œdème dont nous avons parlé.

Dès le début de son ulcère, c'est-à-dire il y a dix-huit mois environ, Mme X... a fait appeler M. Robert, chirurgien de l'Hôtel-Dieu, qui a eu recours, sans aucun succès, à divers traitements. Le pansement à plat, le pansement de Baynton, les cataplasmes, les pommades de toute espèce, la poudre de riz, la poudre d'amidon, etc., furent successivement mis en usage et non seulement n'apportèrent aucune amélioration, mais souvent même parurent aggraver le mal en activant le travail ulcératif.

Les cataplasmes surtout et les cuirasses de diachylon durent être totalement abandonnés, en raison de l'exaspération de l'ulcère et des phénomènes douloureux par l'emploi de ces topiques.

Mon honorable collègue, M. le docteur Charcot, qui soignait le fils de cette dame proposa un remède dont je ne connais pas la nature, mais qui, comme tous les précédents, resta sans effet.

Enfin, M. Cazenave, appelé dans ces derniers temps, épuisa pour enrayer les progrès incessants de l'ulcère toutes les ressources d'une savante et ingénieuse thérapeutique.

Le médecin de l'hôpital St-Louis, ayant eu connaissance du travail que j'ai publié sur les effets de l'éponge imbibée d'eau chlorurée dans le traitement des ulcères graves et des plaies de mauvaise nature, me fit appeler en consultation, et d'un commun accord nous résolûmes d'appliquer au cas particulier mon système de pansement.

La malade, quoique très peu docile, se soumit rigoureusement à la prescription suivante : Décubitus dans la position horizontale ; application sur la plaie d'une éponge imbibée d'eau chlorurée au 18e. Réimbibition de l'éponge quatre fois par jour.

5 décembre. La malade a gardé le lit très exactement ; seulement, sur sa demande on a remplacé l'éponge par de la charpie. Malgré cette infraction à la prescription ci-dessus, les membres inférieurs se sont en partie dégorgés ; l'auréole inflammatoire si large et si violacée qui entourait l'ulcère a diminué notablement d'intensité ; les bords de l'ulcère se sont affaissés et la plaie elle-même a pris un aspect franchement vermeil ; la suppuration est réduite à de très faibles proportions. Même pansement.

12 décembre. L'amélioration continue ; aspect de la plaie toujours rutilant ; suppuration presque nulle ; formation manifeste d'un liseré cicatriciel tout autour de la plaie. On place l'éponge imbibée d'eau chlorurée sur la partie supérieure de la plaie, laquelle partie est moins lisse, moins régulière que la partie inférieure. Cette dernière est pansée avec de la charpie imbibée d'eau chlorurée.

15. La portion de la plaie sur laquelle l'éponge a été placée est presque entièrement cicatrisée. La partie inférieure qu'on a pansée avec de la charpie, est à peu près dans le même état ; elle a un bel aspect ; mais elle présente encore quelques traces de suppuration. Cette

fois l'éponge est appliquée sur toute la surface de la plaie. On l'imbibe d'eau chlorurée au 15°.

22. M. Cazenave, qui n'a pas vu la malade depuis le 5 décembre, trouve la plaie diminuée d'un tiers environ de son étendue ; sa surface fraîche et d'un rouge vif, exempte de toute fétidité et de toute suppuration, ses bords de niveau avec le centre de l'ulcère et en voie de cicatrisation ; les croûtes et les squames, dont la peau circonvoisine était couverte, toutes prêtes à tomber. On n'a rien fait pour enlever ces produits de l'exhalation eczémateuse, en raison de l'extrême sensibilité cutanée de la malade.

Cette sensibilité est telle que Mme X... ne peut supporter sur les parties affectées, comme sur les autres régions du corps, le plus léger choc, la moindre pression un peu vive, sans éprouver une grande souffrance. Elle raconte qu'elle se trouva mal un jour pour un coup assez léger que son fils lui avait frappé sur l'épaule avec deux doigts de la main.

29. Nouvelle réduction dans l'étendue de la plaie qui est toujours belle, fraîche, sans suppuration. L'état général n'est pas moins satisfaisant que l'état local. — Même pansement.

5 janvier 1861. Les dimensions de la plaie continuent à diminuer ; mais à mesure que la cicatrisation fait des progrès, le tissu de cicatrice se recouvre de croûtes eczémateuses qui témoignent de la persistance de la diathèse herpétique chez cette malade. Cessation complète des douleurs. Seulement, tous les jours, vers trois heures de l'après-midi, un sentiment de chaleur se manifeste dans la partie ulcérée. Du reste, état général excellent, gaîté, appétit, sommeil bon, santé parfaite.

10 février. Cicatrisation complète de la plaie, qui a conservé jusqu'à ce jour les mêmes caractères de fraîcheur et de régularité que nous avions notés dès le début du traitement. Les parties le plus récemment cicatrisées sont recouvertes de croûtes jaunâtres épaisses ; dans les parties au contraire où la cicatrice date de plus loin, les croûtes ont moins d'épaisseur, tendent à blanchir et à se détacher sur leurs bords. On se contente de saupoudrer toutes ces croûtes avec la poudre d'amidon.

23 février. En nous réunissant pour la dernière fois, M. Cazenave et moi, nous constatons : 1° que le travail de cicatrisation est aussi complet et aussi régulier que possible ; point de brides, point de de nodosités ; rien autre chose qu'une surface parfaitement lisse, parfaitement unie, et que sa coloration rougeâtre distingue seule de la peau environnante ; 2° qu'il existe encore quelques croûtes dans les points les plus récemment cicatrisés ; 3° que la jambe a repris son volume et son aspect normaux. Nous nous contentons de conseiller le séjour au lit jusqu'à la chute définitive des croûtes, l'emploi de la poudre d'amidon, et de temps à autre quelques cataplasmes de fécule pour faciliter la séparation des concrétions eczémateuses.

Cette observation est sans contredit la meilleure réponse qui puisse être opposée au reproche qu'on a fait à l'eau chlorurée d'être à la fois irritante et douloureuse. Elle est si peu irritante, lorsqu'on l'emploie à doses convenables, qu'elle éteint l'inflammation dans les tissus où celle-ci était le plus intense et offrait le plus mauvais caractère ; elle est si peu douloureuse qu'elle apaise les douleurs sur les téguments les plus hyperesthésiés, sur des membres labourés par des souffrances intolérables et qui ne permettaient aux malades, malgré tous les sédatifs imaginables, de dormir ni jour ni nuit.

Il est, en effet, digne de remarque que chez Mme X...., malgré l'extrême irritabilité de la peau qui n'avait pu supporter les applications émollientes, le linge cérat é, le diachylum gommé, etc., malgré un état continuel d'hyperalgésie dans la jambe affectée, l'éponge imbibée d'eau chlorurée a été merveilleusement tolérée, qu'elle n'a produit aucune irritation non seulement sur la plaie, mais sur les parties circonvoisines, et que la malade qui, jusqu'à l'époque où fut appliqué notre système de pansement, éprouvait toutes les nuits dans les membres inférieurs et notamment dans la jambe droite des douleurs atroces que tous les opiacés n'avaient pu calmer, cessa de souffrir à dater du moment où notre méthode fut mise en usage.

Ce fait démontre encore ce que j'ai dit de la régularité du travail de cicatrisation qui s'accomplit sous l'influence de l'éponge imbibée d'eau chlorurée, M. Cazenave et moi nous avons pu admirer la perfection et, qu'on me passe le mot, l'irréprochabilité du résultat obtenu. Il faut se souvenir, en effet, de la déplorable situation dans laquelle se trouvait la jambe de la malade. Il ne s'agissait pas d'un de ces petits ulcères superficiels dont on se rend maître dans l'espace de quelques jours au moyen d'une cuirasse emplastique, mais d'une vaste plaie à aspect terne et grisâtre, à bords calleux, épais, taillés à pic, plaie accompagnée d'un œdème énorme de la jambe, lequel donnait au membre une apparence éléphantiasique. Eh bien ! malgré ces conditions mauvaises, malgré la profondeur de l'ulcère, la cicatrice n'a rien laissé à désirer. N'était la coloration plus foncée du tissu de nouvelle formation, il eût été impossible aux yeux les plus exercés de distinguer ce qui était peau de ce qui était cicatrice, et par conséquent de marquer la limite entre l'une et l'autre. Je l'ai déjà dit dans l'observation : point d'inégalités, point de brides, point de nodus ; rien autre chose qu'une surface aussi lisse et aussi unie que la peau la plus saine. Je ne sache pas que dans les ulcères graves aucun mode de traitement puisse conduire à un plus beau résultat.

Je ne parlerai pas de la modification apportée dans l'aspect de la plaie par l'éponge imbibée d'eau chlorurée. Tout praticien qui voudra prendre la peine d'appliquer ce topique aux ulcères de mauvaise nature, aux plaies sanieuses et fétides, à quelque espèce qu'elles appartiennent, se convaincra bien vite de la possibilité de les transformer, dans l'espace de vingt-quatre heures et très souvent moins, en plaies vermeilles, fraîches, exemptes de suppuration et de toute fétidité.

S'il fallait fournir ici une nouvelle preuve de ce fait, malgré les observations nombreuses que j'ai déjà rapportées dans ce même journal à l'appui de mon assertion, j'invoquerais le témoignage de mon honorable collègue, M. Empis, médecin à l'hospice des Incurables (femmes), qui, ayant eu occasion d'appliquer à une vaste plaie gangréneuse du sacrum mon système de pansement, ne tarda pas à en reconnaître les bons effets.

Voici d'ailleurs la petite note que m'a remise sur ce cas l'interne de M. Empis :

OBSERVATION. — Thiral (Hortense), 49 ans, est entrée, le 29 août 1860, à l'hôpital Necker, salle Sainte-Anne, n° 9.

Cette malade présente les signes bien caractérisés d'un ramollissement cérébral dont elle fait remonter le début à six ou sept mois, époque à laquelle aurait eu lieu une hémorrhagie cérébrale. Paralysie presque complète des membres, plus marquée du côté droit ; incontinence d'urine ; perte de mémoire ; prononciation embarrassée, etc.

Environ huit jours après son entrée à l'hôpital, apparition d'une eschare au sacrum, laquelle continue à s'étendre, malgré des pansements quotidiens avec la poudre de quinquina et de charbon, et laisse, après sa chute, une vaste plaie anfractueuse, large comme la paume de la main, recouverte de débris pultacés, à bords livides et décollés, et ne présentant aucune tendance à se limiter et à se cicatriser.

Le 19 octobre, on remplit la cavité de l'eschare avec une éponge imbibée d'eau chlorurée (un verre de chlorure de chaux liquide pour un litre et demi d'eau environ). A ce degré de concentration, douleurs très vives qui obligent à n'employer qu'un quart de verre de chlorure alcalin pour la même quantité d'eau.

Sous l'influence de ce mode de pansement, la surface de l'eschare prit, du jour au lendemain, une couleur vermeille ; les débris pultacés disparurent, les bords de la plaie bourgeonnèrent et changèrent complétement d'aspect.

Malheureusement de nouvelles eschares se sont produites, qui ont entravé le travail de réparation.

Mais, *ajoute l'auteur de l'observation*, il y a pour moi un fait incontestable, c'est le très remarquable changement produit en vingt-quatre heures dans l'état de la plaie, et je suis convaincu que, chez tout autre malade dont la vitalité n'eût pas été aussi profondément modifiée, on eût obtenu les meilleurs résultats de ce mode de pansement.

J'ai tenu à consigner ici cette observation, tout incomplète qu'elle soit, parce qu'elle prouve clairement que, si l'éponge imbibée d'eau chlorurée ne triomphe pas toujours des conditions fâcheuses au milieu desquelles on l'applique, si sa puissance curative ne s'élève pas assez haut pour empêcher de nouvelles eschares de se produire et d'entraver ainsi la cicatrisation, du moins sa puissance modificatrice se manifeste constamment pendant un certain temps et en dépit de la dépression la plus grande des forces vitales, alors même que cette dépression engendre une aggravation des désordres locaux et enlève tout espoir de guérison.

Il est encore une circonstance qu'il importe, au point de vue pratique, de relever dans cette observation, je veux parler des douleurs vives qui se sont produites après l'application du premier pansement par l'éponge imbibée d'eau chlorurée. Il faudrait bien se garder de rien conclure relativement aux effets habituels de ce topique. Il y avait là une question de dosage et rien de plus. La proportion de chlorure de chaux liquide était trop élevée ; c'est ce qui a provoqué les douleurs. En diminuant la quantité de liquide alcalin relativement à celle de l'eau ordinaire, on a obtenu un mélange qui a été parfaitement supporté.

Ceci nous conduit à aborder la question des doses de chlorure de chaux qu'il convient d'employer dans le traitement des divers ulcères.

Dans mon premier travail, j'avais indiqué le degré de l'eau chlorurée ainsi qu'il suit : 1 partie de chlorure de chaux liquide pour 6 à 10 parties d'eau. Les nouveaux expériments auxquels je me suis livré depuis cette époque m'ont conduit à élargir un peu cette formule, c'est-à-dire à fixer de 6 à 15 parties suivant les cas, la proportion de véhicule employé. Il existe, en effet, des sujets, comme ceux dont j'ai rapporté l'observation dans cette note, pour lesquels l'eau chlorurée au 6e et même au 10e est assez difficile à supporter. Que cela tienne à une exaltation extrême de la sensibilité cutanée comme chez la malade que j'ai soignée avec M. Cazenave ou à une susceptibilité toute spéciale, comme cela paraît avoir eu lieu chez la femme observée par M. Empis, peu importe; ce qu'il y a de certain, c'est qu'il est des cas, exceptionnels il est vrai, où il convient de n'employer l'eau chlorurée qu'au 15e.

Toutefois, je dois faire remarquer que cette dose, qui est indiquée dans certaines circonstances, serait insuffisante dans la grande majorité des cas, et surtout quand il existe à la surface de l'ulcère des détritus gangréneux, des débris pultacés, des pseudo-membranes, etc.; en d'autres termes, quand il s'agit de débarrasser une plaie grave de tous les produits morbides qui peuvent l'encombrer.

On comprendra sans peine qu'une détermination absolue des doses du liquide médicamenteux est impossible. Je ne puis indiquer ici que les limites extrêmes dans lesquelles ces doses doivent osciller. C'est à la sagacité du praticien qu'il appartient de proportionner le degré de concentration de l'eau chlorurée au degré d'intensité de la maladie. Cela est si vrai que, chez un même sujet, le liquide alcalin ne pourrait être employé dans les mêmes proportions depuis le commencement jusqu'à la fin du traitement. Une fois, en effet, la détersion complète de l'ulcère obtenue, il est évident qu'on pourra sans inconvénient abaisser la proportion du liquide alcalin, à moins que la solution de continuité n'ait tendance à reprendre un caractère mauvais. Si donc un même ulcère comporte des doses différentes de chlorure de chaux suivant les phases qu'il traverse, à plus forte raison des ulcères de nature et de gravité diverses réclameront-ils l'emploi du liquide alcalin dans des proportions bien différentes. Je ne puis donc, je le répète, préciser les doses de chlorure pour chaque cas particulier; je me contente de fixer les limites ultimes de concentration et d'affaiblissement. Le tact du médecin fera le reste.

Depuis que j'ai livré à la publicité mes observations sur l'emploi de l'éponge imbibée d'eau chlorurée dans le traitement des ulcères graves, j'ai appris qu'un pharmacien distingué des hôpitaux, M. Réveil, s'était livré à de nombreuses expériences sur l'action des divers désinfectants. Le pharmacien de l'hôpital des Enfants malades a successivement employé pour désinfecter les plaies ou les matières animales l'eau bromée, l'eau iodée, l'acide phénique, le phénate de soude, le coaltar saponiné, la nitro-benzine ou essence de Mirbad, la charpie carbonifère, le quinquina en poudre, le tan, la roche de saxon pulvérisée, une émulsion d'essence de térébenthine composée de :

Essence de térébenthine . . . . . . 10 grammes.
Sulfate de zinc . . . . 1 à 4 grammes.
Un jaune d'œuf.

Enfin, en regard de toutes ces substances, M. Réveil a expérimenté les hypochlorites et les chlorures alcalins.

Eh bien, il résulte de ces expériments si variés qu'au point de vue de la désinfection, l'avantage est resté incontestablement aux chlorures alcalins. C'est au moins ce que m'a affirmé M. Réveil lui-même.

J'ai été très heureux d'apprendre que ces expériments plutôt chimiques que cliniques avaient confirmé de tout point les résultats purement cliniques de mon observation. Mais en eût-il été autrement, que les propositions énoncées dans mon premier travail n'en eussent été nullement ébranlées. Que résulte-t-il en effet de l'analyse des faits que j'ai soumis à la Société médicale des hôpitaux? C'est que l'éponge imbibée d'eau chlorurée supprime les produits de la suppuration. Or, si le fait est vrai, et il n'est guère de praticien qui ne soit à même de s'en assurer, il ne peut pas y avoir de *désinfection plus complète* que celle qu'on obtient par la *suppression de l'agent infectant*. Le coaltar, la charpie carbonifère, la roche de saxon pulvérisée, le tan, ne s'emparent pas de l'agent infectant pour le détruire; ils ne le font pas disparaître, ils le laissent subsister et partant ne masquent jamais si bien la fétidité que celle-ci ne soit toujours plus ou moins appréciable par un flair exercé. Il n'y a donc pas de comparaison possible à établir entre l'éponge chlorurée qui supprime la suppuration, c'est-à-dire la cause qui produit la fétidité, et les autres désinfectants, qui laissant subsister cette cause, ne réussissent toujours que très incomplétement à dissimuler ses effets.

Un grave inconvénient de toutes les poudres dites désinfectantes, c'est l'effroyable gâchis auquel elles donnent lieu à la surface de la plaie, quand on se contente de les projeter sur toute l'étendue de cette surface. Plus la suppuration est considérable, plus le gâchis augmente à raison des nouvelles quantités de poudre qu'il faut ajouter pour s'opposer à l'effusion du pus et par suite à la fétidité qu'il engendre. Pour obvier à cet inconvénient, M. Réveil a tenté d'isoler au moyen d'une gaze ou d'une mousseline la poudre désinfectante de la surface suppurante. Mais alors l'agent de désinfection perd la plus grande partie de son efficacité, en sorte que le praticien se trouve placé entre la difficulté de nettoyer une plaie devenue immonde et l'impossibilité d'atteindre le but qu'il poursuivait, c'est-à-dire de détruire la fétidité. L'éponge imbibée d'eau chlorurée n'expose à aucun de ces mécomptes. La suppression de la fétidité est le moindre de ses avantages, puisque ce mode de pansement procure en outre une fraîcheur et une régularité irréprochables de la plaie, et en fin de compte une cicatrisation parfaite.

M. Réveil, cherchant à s'expliquer les effets de l'éponge imbibée d'eau chlorurée les a attribués à la présence de l'iode, qui entrerait, selon lui, dans la composition de l'éponge. Mais il me paraît difficile d'admettre que l'éponge n'agisse pas d'une façon purement mécanique, que son rôle ne se borne pas à absorber les produits de la sécrétion morbide, produits qu'elle met en présence de l'eau chlorurée contenue dans ses mailles, et qui se trouve par ce seul fait détruits ou neutralisés quant à leurs propriétés. Du reste, le fait clinique est tout ici, et je n'attache qu'une très médiocre importance aux explications théoriques.

Je terminerai cette petite note par l'exposé de quelques détails historiques concernant l'emploi de l'éponge dans le traitement des plaies. Ces détails sont empruntés à la thèse inaugurale de M. Amussat fils sur les avantages de l'eau froide dans le traitement des maladies chirurgicales.

« Les anciens, qui recherchaient le plus souvent une humectation douce et tempérée, employaient au lieu de linge des disques d'éponge plus ou moins épais, qu'ils disposaient avec soin sur la partie lésée de manière qu'elle ne fût pas fatiguée par leur poids. Ils appliquaient l'éponge d'une manière médiate ou immédiate, et, comme elle absorbe beaucoup d'eau, elle conservait longtemps son humidité. Ils avaient de plus le soin de lui rendre l'eau qu'elle perdait par l'absorption ou l'évaporation, en l'arrosant de temps en temps. A l'aide de ce moyen, ils parvenaient souvent et commodément à entretenir autour de la partie malade une humectation si propre dans beaucoup de cas à soulager et à guérir. »

La même thèse contient encore l'observation suivante empruntée à Nannoni :

« Dans l'hiver de l'année 1746, le fils d'un avocat se laissa tomber én descendant d'une échelle ; il se releva de sa chute le visage meurtri, au point qu'avec une grande contusion au front, aux paupières, au nez, il avait encore une longue plaie à la surface interne de la lèvre supérieure, mais qui était à la vérité peu profonde. Ayant été mandé pour le voir, je n'employai d'autres remèdes, dit Nannoni, que des éponges fines imbibées d'eau fraîche. Les domestiques eurent grand soin d'en renouveler l'application tant sur les contusions que sur la plaie, et le 5e jour de sa chute le malade fut parfaitement guéri. » (Nannoni, prix de l'Ac. de Ch., t. II, p. 399.)

Veuillez agréer, etc.

E. **Hervieux**.

NOUVEAU MODE DE TRAITEMENT DES DÉCHIRURES PÉRINÉALES ;

Par le docteur HERVIEUX, médecin du Bureau central.

Sans aller aussi loin que Roux, qui considérait la déchirure du périnée comme une affection incurable par les seuls efforts de la nature (Roux, *Restauration du périnée, Institut, Mémoires des savants étrangers*, t. V, p. 12), on peut admettre, avec la plupart des chirurgiens modernes, que la guérison spontanée est très rare, et que la maladie, abandonnée à elle-même, constitue bientôt une infirmité dégoûtante qui empêche les rapports sexuels par la répugnance qu'elle inspire, en même temps qu'elle donne lieu à une incommodité aussi affreuse que pourrait l'être un anus contre nature.

C'est à peine, en effet, s'il existe dans la science quelques exemples bien authentiques de guérison spontanée de déchirure périnéale, comme le prouvent les documents rassemblés dans le savant ouvrage de M. le professeur Velpeau *(Médecine opératoire*, t. IV, p. 456 et suivantes). Aussi les praticiens les plus éminents, témoins des tristes résultats que donne en pareil cas l'expectation, s'accordent-ils à recommander la suture comme l'unique moyen de remédier aux graves désordres qu'entraîne la déchirure du périnée.

Malheureusement, la suture est loin d'être un moyen infaillible de restauration ; elle rencontre, dans l'état des parties sur lesquelles on opère, des écueils de plus d'un genre, sans compter qu'elle expose à des accidents nombreux et à des dangers de la nature la plus grave.

Dieffenbach, cité par A. Bérard *(Dictionnaire de méd. en* 30 *vol.*, art. DÉCHIRURE DU PÉRINÉE, t. XXIII, p. 523), fait remarquer que les tissus qui ont été longtemps soumis au travail de l'accouchement sont gorgés de liquides, qu'ils renferment souvent les germes d'une inflammation violente, et que, lorsque les ligatures sont serrées, elles déchirent toutes les parties molles qui sont toujours affaiblies à la suite d'un travail inflammatoire.

M. Roux *(loco cit.)* signale également, parmi les écueils de la suture :

1º La distension extraordinaire à laquelle ont été soumises les parties pendant le travail de la parturition, distension qui les expose à l'inflammation et à une inflammation du plus fâcheux caractère ;

2º L'écoulement des lochies qui, baignant les bords rapprochés de la plaie, vont s'opposer à une exacte coaptation ;

3º Le danger d'une opération longue, douloureuse, chez une femme nouvellement accouchée, c'est-à-dire chez une femme dont le système nerveux est devenu très impressionnable et à qui il faudra faire connaître le malheur qu'elle ignore, sans pouvoir lui garantir l'efficacité du traitement.

Malgré tant de circonstances défavorables au succès de l'opération, la plupart des chirurgiens sont d'accord pour pratiquer la suture aussitôt après l'accouchement. Il ne m'appartient pas de discuter ici leurs motifs, mais qu'on veuille bien me permettre de passer en revue les accidents et les dangers auxquels peut donner lieu l'intervention chirurgicale. Je signalerai :

1º *La péritonite.* — Sur deux malades opérées par M. le professeur Velpeau à l'aide de la suture entortillée, une a succombé à cette redoutable complication. (*Loc. cit.*, p. 459.)

2º *L'hémorrhagie.* — M. Velpeau cite deux dames qui furent prises le troisième jour de l'opération d'une hémorrhagie qui a persisté chez l'une d'elles jusqu'à la fin de la deuxième semaine, et qui fut assez abondante chez toutes les deux pour amener plusieurs syncopes et donner de véritables inquiétudes. Aucune artère importante n'avait été ouverte; le sang s'échappait par exhalation.

3º *La phlébite et l'infection purulente.* — Une malade de Roux a été emportée par cette cause de mort.

4º *La fistule recto-vaginale.* — Dans plusieurs des cas opérés par Roux (ce sont les plus heureux), il restait une fistule au bas de la cloison recto-vaginale (*loc. cit.*, pages 24 et 31). La septième et la onzième observation de Dieffenbach sont des exemples de fistule recto-vaginale consécutive à l'opération de la suture. La fréquence de cet accident est encore établie par la thèse d'un des élèves de Roux, M. le docteur Rampon.

5º *L'agrandissement ulcéreux des trous des sutures.* — Il peut encore arriver, comme chez une malade opérée par A. Bérard à la Salpêtrière, que les trajets de la suture se convertissent en trous énormes, que la réunion ne se fasse point et que la malade succombe. (*Dict. de méd.*, art. PÉRINÉE, t. XXIII, p. 531.)

Je pourrais mentionner encore parmi les suites possibles de la suture appliquée à la restauration du périnée, la *rétention d'urine* ou plutôt l'*impossibilité absolue d'uriner* qui a été observée dans tous les cas opérés par Roux, l'*abondance du flux puriforme* dont la surface vaginale peut devenir le siége, accident signalé par Bérard, l'*entérite chronique* de la dernière partie de l'intestin, ainsi que cela a été noté chez une malade de Roux, mais je crois en avoir assez dit pour démontrer que la suture, qui constitue à peu près notre unique ressource dans le cas de déchirure du périnée, est loin d'être une opération inoffensive, comme se le figurent un certain nombre de praticiens.

Sans vouloir assombrir encore un tableau dont les couleurs sont déjà passablement chargées, je dois rappeler ici quelques-unes des précautions qu'exige le traitement consécutif à l'opération :

1º Le rapprochement des cuisses pendant une semaine au moins; « on ne permettra pas, dit M. Velpeau, l'écartement des jambes ou des cuisses avant le dixième ou douzième jour;

2º Suivant A. Bérard, le décubitus dorsal, les jambes et les cuisses moyennement fléchies et maintenues dans cette position à l'aide de coussins placés sous les jarrets;

3º Le cathétérisme vésical toutes les six ou huit heures;

4º La présence à demeure d'une mèche dans l'anus;

5º Suivant Dieffenbach, la nécessité d'incisions latérales pour favoriser l'affrontement des lèvres de la plaie.

6º Les injections vaginales pratiquées plusieurs fois par jour avec des liquides émollients, détersifs ou antiseptiques.

Malgré toutes ces précautions, nous sommes obligé de déclarer, avec M. le professeur Velpeau, que la suture a été le plus souvent employée sans succès.

On a proposé, il est vrai, la cautérisation soit avec le nitrate d'argent, soit avec le nitrate acide de mercure, soit avec un petit cautère rougi à blanc. Mais, suivant l'éminent chirurgien de la Charité (*Méd. opér.*, t. IV, p. 466), la cloison recto-vaginale ainsi traitée, s'abaisse, se durcit, se rapproche de la peau, et quant à la déchirure périnéale elle-même, elle ne se comble ni ne se ferme, de sorte qu'on diminue la difformité sans la détruire.

Si la suture, si la cautérisation sont, dans la grande majorité des cas, impuissantes à guérir les déchirures périnéales, si elles exposent, la suture surtout, aux accidents les plus graves, si, d'une autre part, l'expectation n'a d'autre résultat que de consacrer une infirmité dégoûtante et qui ruine à jamais toute espérance de retour à la vie sexuelle, on concevra les perplexités que doit éprouver le praticien en face d'une situation qui ne lui laisse d'autre alternative que celle d'une intervention pleine de périls ou d'une inaction désolante pour l'avenir des malades.

Et ici, qu'on me permette une supposition.

Admettons pour un instant qu'une femme se présente à nous atteinte d'une déchirure périnéale complète, c'est-à-dire d'une déchirure comprenant le sphincter anal. Admettons que cette déchirure soit la conséquence d'un accouchement laborieux, comme cela a lieu dans l'immense majorité des cas; et déjà nous aurons une plaie souillée d'un côté par l'écoulement des lochies, de l'autre par la sortie involontaire des matières fécales. Admettons encore qu'il existe coïncidemment à la lésion périnéale une cystite purulente avec incontinence d'urine, et nous aurons une triple source d'immondices qui viendront constamment baigner la surface malade. Admettons enfin qu'il s'agisse d'une femme à la fois phthisique et syphilitique, profondément cachexiée, pâle, amaigrie, portant en outre deux ulcérations, chacune du diamètre d'une pièce de cinq francs, symétriquement placées en avant de l'anus, sur la face interne des fesses, et qui, s'agrandissant à vue d'œil, menaceraient de rejoindre la plaie périnéale. Supposons, pour combler la mesure, qu'on ait déjà tenté sans succès le rapprochement des bords de la plaie à l'aide des serres-fines.

Est-il un chirurgien, je le demande, qui, en présence de conditions aussi déplorables ne se considérerait pas, dans l'état actuel de la science, comme entièrement désarmé, et ne vouerait-il pas une telle malade aux tristes conséquences de l'expectation, ou, tout au moins, d'un traitement palliatif? Eh bien, pourtant mon hypothèse n'était nullement gratuite; cette malade, dont je viens d'esquisser l'horrible position, a été reçue dans le service dont j'étais chargé à l'hôpital Necker, et il m'eût fallu renoncer à tout espoir de la guérir sans la précieuse ressource que m'a offerte un système de pansement que j'emploie depuis plus de trois ans, et qui m'a rendu dans mainte circonstance non moins grave les plus signalés services.

Ce mode de pansement, dont j'ai récemment fait connaître les effets physiologiques et thérapeutiques consiste tout simplement dans l'application permanente sur les surfaces malades d'une éponge imbibée d'eau chlorurée (une partie de chlorure de chaux sur une quantité d'eau que je fais varier de six à quinze parties, suivant l'intensité du mal, la susceptibilité des organes qui en sont le siége, etc.). L'éponge est réimbibée de ce liquide quatre à cinq fois par jour et maintenue à l'aide d'une toile cirée et de quelques tours de bande.

Quel est l'effet de ce système de pansement sur la déchirure périnéale? Il est facile à concevoir. L'éponge introduite dans le cloaque, où elle se maintient sans pansement auxiliaire, en raison de la disposition des parties, absorbe tous les produits de sécrétion qui viennent se rendre dans cette espèce d'égout collecteur, soit qu'ils émanent de la plaie elle-même, soit qu'ils proviennent de l'utérus, du rectum, ou enfin de la vessie, comme chez la malade dont j'ai déjà parlé. D'une autre part, l'eau chlorurée qui imbibe l'éponge agit sur les liquides que celle-ci absorbe au fur et à mesure de leur production, les neutralise, les décompose, ou les dissout, en telle sorte que, si l'application de l'éponge est exacte et bien faite, on observe les phénomènes suivants :

1º Désinfection absolue du cloaque ;

2º Absence plus ou moins complète des produits de sécrétion à la surface de la plaie. J'en excepte, bien entendu, les matières solides qui pourraient provenir du rectum.

3º Aspect remarquablement vermeil de la surface malade qui tend chaque jour d'une manière plus manifeste vers la réparation.

4º Finalement, cicatrisation régulière, ne laissant après elle aucune difformité appréciable.

Tels sont les résultats que j'ai obtenus sur deux malades atteintes de déchirure périnéale, déchirure assez étendue chez l'une d'elles pour que le sphincter fût compris en partie dans la lésion et se trouvât hors d'état de remplir ses fonctions.

Voici d'ailleurs ces deux observations :

OBSERVATION I. — *Déchirure périnéale compliquée d'ulcérations syphilitiques de la vulve et de l'anus, d'incontinence des matières fécales et de cystite purulente ; le tout chez une femme phthisique. Guérison de la déchirure périnéale et des ulcérations syphilitiques par l'application permanente de l'éponge imbibée d'eau chlorurée.*

Coulon (Rose,) lingère, 24 ans, est entrée le 15 septembre 1860 à l'hôpital Necker, salle Sainte-Cécile, nº 16.

Cette femme, qui est primipare, nous apprend qu'elle est accouchée à la Maternité, le 25 août 1860. Le travail a duré deux jours ; les sages-femmes ont fait marcher la malade pendant les dernières douleurs et ne l'ont mise au lit qu'au moment où la tête du fœtus franchissait l'anneau vulvaire.

Immédiatement après l'accouchement on a constaté une déchirure du périnée et l'on a, séance tenante, appliqué sur les lèvres de la division des serres-fines qui ont dû être enlevées au bout de quatre jours en raison de l'insuccès de cette tentative de réunion.

La malade est sortie au bout de trois semaines de la Maternité, parce que son enfant était malade; elle est entrée le même jour à l'hôpital Necker.

Cette femme, au moment de son entrée, appelle principalement notre attention sur l'état de son enfant, qui est atteint de décrépitude infantile, et ne se plaint, quant à elle, que d'un écoulement blanc très abondant, auquel se mêlent de temps en temps des pertes sanguines. Hémoptysies antécédentes, signes de tuberculisation pulmonaire commençante; pâleur; amaigrissement, état cachectique. Tisane de lichen, huile de foie de morue, potion avec l'extrait de ratanhia; injections détersives, régime analeptique.

Jusqu'au 29 septembre, la malade nous laissa ignorer le triste état de ses parties génitales. A cette époque, la religieuse nous apprend que cette femme souffre nuit et jour et ne retient pas ses garde-robes. En écartant les grandes lèvres nous constatons : 1° sur la partie latérale gauche du capuchon clitoridien une ulcération arrondie du diamètre d'une pièce de 50 centimes, ulcération terne, grisâtre, taillée à pic, d'apparence syphilitique; 2° à l'orifice du méat urinaire un stillicidium purulent; 3° à l'angle inférieur de la vulve un cloaque infect résultant d'une déchirure périnéale et que souillent d'une part un flux puriforme provenant de l'utérus et de la cavité vaginale, d'autre part les matières intestinales que le sphincter en partie déchiré n'est plus apte à retenir; 4° enfin deux larges ulcérations, chacune du diamètre d'une pièce de cinq francs, symétriquement placées en arrière de l'anus et présentant les mêmes caractères que l'ulcération clitoridienne. La déchirure périnéale remonte du côté de la paroi postérieure du vagin à une hauteur d'environ 3 centimètres; du côté de l'anus elle n'a guère plus d'un centimètre et demi d'étendue. Il est presque superflu d'ajouter que la plaie résultant de cette déchirure est sanieuse, grisâtre et du plus mauvais aspect. L'état des parties donne lieu à des souffrances continuelles, qui s'exaspèrent au moment du passage des matières fécales. Je prescris à la malade la liqueur de Van Swieten, des bains de sublimé et je fais appliquer en permanence sur le périnée déchiré une éponge imbibée d'eau chlorurée au 6e. L'éponge se maintient en place dans cette cavité sans aucun pansement auxilliaire. La malade réimbibe elle-même son éponge cinq à six fois dans les vingt-quatre heures.

Le lendemain, 30 septembre, sous l'influence du mode de pansement employé, l'odeur repoussante qui s'exhalait de la région ano-vulvaire a complétement disparu. La plaie en grande partie détergée a pris un excellent aspect; elle est rose dans tous ses points, et, n'était l'abondance du flux puriforme fourni par l'utérus et le vagin, elle serait déjà presque entièrement modifiée. Il en est de même de la double ulcération syphilitique située de chaque côté et en arrière de l'anus. Elle aussi a pris une très bonne apparence, ses bords se sont affaissés et sa couleur grisâtre a fait place à une teinte vermeille.

8 octobre. L'amélioration signalée le 30 septembre ne s'est pas démentie un seul instant. La plaie périnéale et les ulcérations syhilitiques toujours pansées de la même manière sont restées exemptes de toute fétidité, elles ont conservé leur apparence vermeille et présentent de plus une tendance manifeste à la réparation. Quoique l'éponge absorbe en grande partie les produits de sécrétion fournis par l'utérus et le vagin, ces produits sont cependant encore tellement abondants que les surfaces malades ne sont pas totalement affranchies de leur présence. L'incontinence des matières fécales et de l'urine persistent. Celle-ci est trouble et, traitée par l'acide nitrique et la chaleur, donne un léger précipité albumineux dû à la quantité assez considérable de pus qu'elle contient.

15 octobre. Les parties malades ne sont plus ni gonflées, ni douloureuses et n'exhalent pas la moindre odeur. La solution de continuité périnéale a diminué d'étendue dans tous ses diamètres. Le rapprochement de ses bords s'est déjà effectué en partie au niveau de l'anus et leur écartement est sensiblement moindre du côté du vagin. La plaie, bien que toujours un peu plus souillée par le pus qui vient de l'utérus et du vagin, n'en est pas moins rose et d'un bon aspect. L'écoulement involontaire des urines a notablement diminué; mais il y a toujours incontinence des matières fécales. L'ulcération clitoridienne est cicatrisée; la double ulcération anale est en voie de réparation; elle a perdu son apparence chancreuse pour prendre celle d'une plaie simple. Du reste état général satisfaisant; nulle douleur dans les parties ano-vulvaires; bon appétit; la malade voyant son enfant dépérir chaque jour se décide à l'allaiter de nouveau; on l'avait sevré à la Maternité. Bains de sublimé; injections avec l'eau de feuilles de noyer; continuation de l'éponge imbibée d'eau chlorurée sur les plaies anale et périnéale.

18 octobre. Les dimensions de la déchirure périnéale sont déjà réduites de plus de moitié. Le rapprochement des lèvres de la plaie est complet du côté de l'anus et l'on peut dire à cette heure que le périnée est déjà presque entièrement reconstitué. Du côté du vagin le travail de cicatrisation est moins avancé; mais cependant il est encore très appréciable. La plaie est toujours vermeille, ses bords complétement affaissés; aucune fétidité; on ne perçoit pas même l'odeur douceâtre et nauséeuse des mucosités utérines. La double ulcération anale se répare à vue d'œil. Etat général bon. Même traitement.

25 octobre. Il ne reste de la déchirure périnéale qu'une petite plaie allongée qui n'a pas un centimètre et demi dans son plus grand diamètre, plaie d'un aspect toujours excellent et dont il est facile de prévoir la complète cicatrisation dans un court délai. Le périnée est reconstitué et ne présente d'autres traces de sa déchirure qu'une ligne légèrement bleuâtre sur la partie médiane. La double ulcération anale est également en voie de guérison. Mais l'incontinence des matières fécales et le trouble de l'urine persistent. Encore un peu d'écoulement vaginal. Pas de fièvre, pas de douleurs. La malade est gaie et continue d'allaiter son enfant.

31 octobre. La cicatrisation des deux plaies anale et périnéale est presque complète. Les garde-robes sont redevenues volontaires. L'émission de l'urine reste douloureuse. Même traitement.

6 novembre. Cicatrisation complète. La vessie et le rectum fonctionnent régulièrement. La malade ne reste à l'hôpital que pour rétablir entièrement sa santé générale.

OBSERVATION II. — *Déchirure périnéale consécutive à une présentation par les fesses. Diathèses tuberculeuse et syphilitique. Guérison de la déchirure périnéale par l'application permanente de l'éponge imbibée d'eau chlorurée.*

Cazier (Florence-Augustine), 22 ans, domestique, est entrée le 7 août 1860 à l'hôpital Necker, salle Sainte-Cécile, n° 18.

Au moment de son admission, cette femme qui est primipare, a eu pendant trois jours des douleurs comme pour accoucher. Puis ces douleurs se sont calmées et nous avons pu constater, indépendamment de la grossesse, tous les signes d'une infiltration tuberculeuse très prononcée du sommet de chaque poumon. En même temps il existait une toux sèche, pénible, revenant par quintes; des hémoptysies abondantes presque tous les jours, un point de côté très douloureux à droite, des maux d'estomac, des vomissements, une fièvre intense, une grande dépression des forces et un écoulement vaginal puriforme considérable.

Sans insister autrement sur les divers accidents qui signalèrent chez cette femme la dernière période de la grossesse, nous dirons que le travail commença le 31 août à cinq heures du soir, et que l'accouchement eut lieu le 1er septembre à deux heures du matin. L'enfant vint par le siége; il était volumineux et du sexe féminin.

Les jours qui suivirent l'accouchement furent marqués par un appareil symptomatique très alarmant; hémorrhagies réitérées très abondantes, sensibilité très vive à l'hypogastre; dépression extrême des forces, bouche sèche, langue et dents encroûtées de fuliginosités noirâtres; fièvre intense, soif vive, pâleur livide de la face. Cet état est combattu par l'emploi du seigle ergoté et de l'extrait de ratanhia à l'intérieur, des boissons délayantes, les applications répétées de ventouses scarifiées sur l'abdomen, les grands bains, la glace sur la région hypogastrique, etc.

10 septembre. Amélioration notable dans l'état général. La malade se plaignant de douleurs très vives dans les parties génitales, nous écartons les grandes lèvres et nous constatons une déchirure périnéale qui ne mesure pas moins de trois centimètres d'étendue dans son diamètre vertical et un centimètre et demi dans son diamètre transversal. Cette plaie représente un losange dont un des angles aigus aboutit à l'anus, et l'autre angle aigu correspond à la paroi interne et postérieure du vagin. Comme cette déchirure n'existait pas avant l'accouchement, il est naturel de penser que c'est au passage du fœtus et surtout à sa présentation par les fesses, qu'il faut attribuer la lésion du périnée. L'aspect de la plaie est terne et grisâtre; elle est souillée par une grande quantité de pus séreux et salé; elle exhale une odeur nauséeuse insupportable. Je fais appliquer sur la partie déchirée une éponge imbibée d'eau chlorurée au dixième.

22 septembre. L'état général s'est notablement amélioré, mais aux phénomènes typhoïdes qui ont régné pendant la première quinzaine de septembre ont succédé des symptômes non équivoques de phthisie pulmonaire; toux sèche et fréquente, hémoptysie, sueurs nocturnes; redoublements fébriles tous les soirs; gastralgie. Quant à la plaie périnéale, son aspect a beaucoup changé; elle est déjà rétrécie d'un tiers; sa teinte est rose, sa surface aussi fraîche que si on venait de l'absterger; les douleurs auxquelles elle donnait lieu se sont calmées dès le premier jour de l'application de l'éponge; il est facile de prévoir que la réparation ne se fera pas longtemps attendre. Même pansement.

28 septembre. La cicatrisation continue ses progrès; la plaie a toujours son aspect vermeil; mais l'abondance de l'écoulement lochial est telle que la surface des parties déchirées n'est jamais, en raison même de leur position déclive, complétement exempte de matière puriforme. Etat général toujours le même. Continuation des applications d'éponge imbibée d'eau chlorurée.

9 octobre. La plaie périnéale est cicatrisée dans la partie la plus inférieure, c'est-à-dire, vers son extrémité anale. La partie vaginale a également diminué d'étendue, mais beaucoup moins notablement que dans la région périnéale proprement dite. J'attribue cette différence dans la rapidité de la réparation des divers points lésés à la présence des liquides qui, dans le vagin, sont en contact permanent avec la plaie. Une ulcération de nature évidemment chancreuse s'est manifestée à la face interne de la grande lèvre droite à quelques centimètres au-dessus de la déchirure. Même pansement.

18 octobre. Cicatrisation complète de la plaie périnéale. La réparation de la partie déchirée ne laisse rien à désirer au point de vue de la régularité. La région du périnée présente la même souplesse qu'avant l'accident. Le chancre dont nous avons parlé n'a subi aucune modification appréciable; il offre toujours les mêmes dimensions, celles d'une grosse lentille; ses bords sont même plus élevés et plus durs qu'il y a quelques jours. Je le cautérise avec le nitrate d'argent solide.

2 novembre. La guérison de la déchirure périnéale s'est maintenue; le chancre vulvaire seul persiste encore malgré les cautérisations répétées chaque jour avec le crayon de nitrate d'argent. Je le touche aujourd'hui avec la teinture d'iode et je soumets la malade à un traitement antisyphilitique : salsepareille et liqueur de Van Swieten.

Ces faits sont significatifs ; ils ne permettent pas de révoquer en doute la puissance d'action de l'éponge imbibée d'eau chlorurée pour la guérison des déchirures périnéales.

Chez la première malade, on a vu que la déchirure périnéale avait été traitée sans succès par les serres-fines, que cette déchirure qui avait intéressé en partie le sphincter se compliquait d'incontinence des matières fécales, de cystite purulente avec incontinence d'urine, d'un flux utérin extrêmement abondant, d'une double ulcération syphilitique située en arrière de l'anus à la face interne des fesses, et outre tout cela de phthisie pulmonaire. On a vu que, malgré des conditions aussi déplorables, malgré la gravité de l'état général et local, l'éponge imbibée de la solution chlorurée avait réussi à déblayer le terrain en absorbant les produits de sécrétion fournis : 1º par la plaie elle-même; 2º par l'utérus et le vagin ; 3º par les reins et la vessie; 4º par l'intestin. On a vu enfin que, grâce à l'action absorbante de l'éponge d'une part et à l'action chimique de l'eau chlorurée d'autre part, la plaie, de sanieuse, fétide et blafarde qu'elle était, s'était convertie en une plaie d'un excellent aspect, et qu'à dater du jour où notre mode de pansement avait été appliqué, elle avait marché sans se démentir et sans rétrograder vers la cicatrisation.

Chez la seconde malade, l'emploi du même moyen nous a conduit au même résultat et plus rapidement encore. Il est vrai qu'il n'existait pas autant de complications locales, et puis la déchirure du périnée n'était pas aussi étendue. Mais enfin l'état général n'était pas moins grave, car il s'agissait d'une femme phthisique et syphilitique à la fois, ainsi que la précédente, et de plus elle avait, pendant les deux premiers septénaires qui suivirent son accouchement, présenté un état typhoïde des plus alarmants.

Il était donc impossible de choisir, pour l'essai de notre système de pansement, deux cas plus défavorables, c'est-à-dire deux cas dans lesquels la nature fût moins disposée au travail de réparation. Alors même qu'on n'accorderait pas à l'éponge imbibée d'eau chlorurée la puissance d'action que nous nous croyons autorisé à lui attribuer, on ne lui contestera pas du moins qu'elle agit de manière à favoriser mieux qu'aucun autre mode de traitement la guérison spontanée de la déchirure périnéale.

PARIS. — Typographie FÉLIX MALTESTE et Cᵉ, rue des Deux-Portes-Saint-Sauveur, 22.